KB140387

AGELESS

에이지레스

아쉬탕가 요가로부터 전해지는

나이 들지 않는 요가의 비밀

샤랏 조이스 SHARATH JOIS · 이샤 싱 소흐니 Isha Singh Sawhney 공저

유신 역

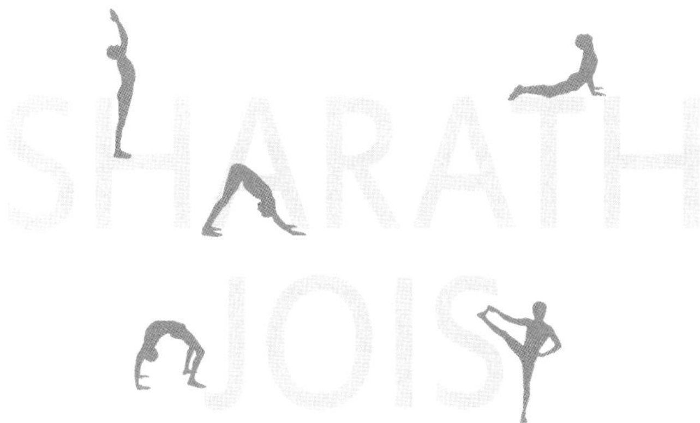

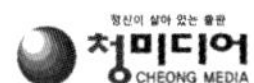

AGELESS

나이들지 않는 요가의 비밀

이 수련을 나에게 주신

나의 할아버지께 바칩니다.

추천하는 글

인도 마이소르(Mysore)에서는 일요일마다 컨퍼런스가 열린다. 그곳에서 샤랏 선생님께서는 생활에 적용할 수 있는 실용적인 요가의 지혜와 요가인들이 수련생활을 지혜롭게 이어갈 수 있게 하는 생활 지침들에 대해 자주 말씀하신다.

『Ageless』의 한국어판 출간으로 이제 마이소르에 직접 방문하지 못하는 요가 수련자들뿐만 아니라 일반인들과도 이러한 요가의 지혜를 나눌 수 있게 되어 기쁘게 생각한다. 이 책을 쓰신 샤랏 선생님과 한국어판 출간에 힘쓰신 모든 분들께 감사를 드린다.

그리고 이 책을 읽으면서 요가의 과학 원리와 고대의 의학서인 아유르베다의 지식이 한국의 전통적 지혜와 많은 부분에서 맞닿아 있음을 발견하게 된 것은 또 하나의 큰 즐거움이었다.

현대과학이 밝혀낸 지식과 샤랏 선생님의 오랜 수련을 통한 경험적 지혜가 담긴 이 글은 현대를 사는 요가 수련자들에게 많은 도움이 될 것이라고 확신한다.

바쁜 현대의 생활 속에서도 요가 수련에 헌신하는 한국의 많은 아쉬탕가 수련자들에게 구루의 축복과 보호가 늘 함께 하길 축원한다.

- 한국 최초 아쉬탕가 빈야사 요가 공인 지도자 이승은

contents

소개하는 글

질병에서 건강으로

어렸을 때 나는 늘 아팠었다. 내 생애 초반 나는 늘 고통으로 시달렸었다. 편도염, 류마티스성 열병 그리고 그 열병으로 생긴 감염들, 탈장…… 그 밖에도 여러 가지 병들을 달고 다녔다. 의사 선생님은 내가 너무 아파서 자전거를 타지 못하게 하셨는데, 여러분들도 아시다시피 그것은 어린 아이에게 너무나 가혹한 처사였다. 병 때문에 나는 국립 카뎃(Cadet)단에 등록할 수 없었고, 결국 프로 크리켓 선수가 되겠다는 내 꿈은 산산이 부서졌다. 병에서 회복되기 위해 나는 몇 달간을 침대에서 보내야 했다. 나는 밖에 나가 친구들과 놀고 싶어하는 비참한 어린 아이였다.

그러나 내게 한 줄기 빛이 보였다.

내가 침대에서 시간을 보냈다는 것은 영화를 많이 봤다는 것을 의미한다. 특히 '라마야나[1]'를.

1 라마야나 : 라마 왕의 일대기에 관한 인도 고대 서사시

라마[2], 아르주나[3], 가네샤[4] 그리고 비마[5]는 그 시절 나의 수퍼 히어로였다. 그들은 똑똑하고, 강하고 수퍼파워를 가지고 있었다. 그러나 그 중 나의 최고 수퍼 히어로는 하누만[6]이었다. 나는 어렸을 때 '삼푸르나 라마얀(Sampoorna Ramayan)[7]'을 아마 스무 번 정도 봤을 것이다.

나는 하누만의 정신을, 그의 파워를, 라마에 대한 그의 헌신을 사랑했다. 하누만은 너무나 겸손해서 잠바반이라는 곰이 그의 능력에 대해 알려주고 '시타[8]'를 찾아 '란카'까지 날아가도록 하기 전까지는 자신의 능력에 대해 전혀 몰랐을 정도였다.

나는 늘 아픈 아이였기 때문에 강하고 정신이 충만한 하누만처럼 되길 원했다. 그는 나의 수퍼 히어로였다. 나는 아마도 너무 어렸기 때문에 가장 위대한 힘이 나와 함께 집에 있었다는 것을 깨닫지 못했다. 그 힘은 바로 나의 할아버지 파타비 조이스였다.

나는 1971년 9월 29일 마이소르에서 태어났다. 어린 시절 초반에 어머니, 여동생 그리고 나는 아버지와 함께 잠쉐드푸르, 자르크한드(Jamshedpur, Jharkhand)에서 살았었다. 우리는 마이소르에 계신 외할아버지를 자주 찾아 뵙곤 했었다. 그 당시 나의 할아버지 파타비 조

2 라마 : 힌두교 신화에 나오는 무용(武勇)과 미덕의 화신
3 아르주나 : 힌두교 대서사시 〈마하바라타〉의 사실상 주인공
4 가네샤 : 힌두교 신화에 등장하는 코끼리 머리를 한 지혜와 행운의 신
5 비마 : 힌두교 대서사시 〈마하바라타〉에 나오는 영웅
6 하누만 : 힌두 신화에 등장하는 원숭이 영웅이자 신
7 삼푸르나 라마얀 : 1961년 개봉한 힌두 대서사시에 관한 인도영화
8 시타 : 힌두신화에 나오는 행운과 번영의 여신

이스께서는 크리쉬나마차리야[9] 선생님에게서 전수받은 아쉬탕가 요가를 인도 학생들과 몇 명의 외국인 학생들에게 가르치고 계셨다.

파타비 조이스의 아버지이시자 나의 증조할아버지께서는 점성가이자 사제이셨고 지주이셨다. 증조할아버지께서는 그 당시 브라만의 소년들이 그랬듯 다섯 살 때부터 산스크리스어와 힌두 제사의식을 배우기 시작하셨다. 1927년 할아버지께서는 아엥가[10](B.K.S Iyengar)선생님과 인드라 데비(Indra Devi)[11]선생님과 함께 마이소르 왕 크리쉬안 라자 와디야르 4세(Krishan Raja Wadiyar, 철학자 왕으로 알려진)의 후원으로 크리쉬나마차리야 선생님에게서 요가를 배우기 시작하셨다.

1948년 구루지[12]께서는 크리쉬나마차리야 선생님에게서 배운 요가의 치유적인 면을 실험하기 위해 락쉬미푸람(Lakshimipuram)에 아쉬탕가 요가 연구원(Ashtanga Yoga Research Institiute)을 세우셨다. 크리쉬나마차리야 선생님의 주요 원천은 그 유명한 요가 코룬타(Yoga Korunta)였다. 요가 코룬타는 성인 바마나에게 헌정된 아쉬탕가 요가의 고대 문헌이다. 가르침이 구전으로 크리쉬나마차리야 선생님에게까지 전수되었기 때문에 누구도 요가 코룬타를 본 적도 없어서 그 존재 자체가 의심되기까지 했었다(역자 주 : 크리쉬나마차리야에 의해 발

9 크리쉬나마차리야 : 인도의 요가 구루(스승), 아유르베다 치료사, 학자. '현대 요가의 아버지'라고 불린다.
10 아엥가 : '아엥가 요가'의 창시자
11 인드라 데비 : 초기 여성 요가 수행자들 중 한 명. 그녀의 헐리웃의 유명인 제자들은 미국에 요가를 유행시키는데 일조했다
12 구루지 : '구루'는 스승을 일컫는 말이고, '구루지'는 구루의 높임말이다.

견되었다). 그러나 그것은 지난 수십 년간 빠른 속도로 전세계에 퍼진, 가장 강력하고 아름다운 요가 시스템들 중 하나에 논쟁의 여지없이 영감을 주었다.

1975년 내가 네 살이었을 때 아버지께서는 일 때문에 집에 잘 계시지 않았는데, 그 때 나는 한 차례 편도염을 크게 앓았다. 나는 더 큰 도시에서 치료를 받아야 했기 때문에 우리 가족은 마이소르로 이사를 했다. 그 병은 내 면역력을 악화시켰다. 나중에 11살이 되었을 때 나는 류마티스성 열병을 진단받았는데, 의사는 그 병을 완전히 고치기 위해서는 5년에서 10년간 항생제를 복용해야 한다고 했다. 나는 이 병들로 인해 육체적으로 고갈되었다.

우리가 마이소르로 이사 갔을 때, 나와 다른 친구들은 할아버지에게서 요가를 배우기 시작했다. 그 당시 할아버지의 두 아들 만주와 라메쉬 또한 할아버지에게서 배우고 있었고, 그들은 할아버지께서 다른 학생들을 가르치실 때 어시스트를 했다. 그리고 어머니 또한 아주 어렸을 때부터 구루지에게서 배우셨고, 자신의 클래스에서 요가를 가르치고 계셨다. 요가는 언제나 우리 가족에 깊이 스며들어 있었다.

할아버지와 함께한 요가는 나의 건강을 호전시켰다. 십 년간의 항생제 치료를 대신한 간단한 요가자세 시리즈는 나를 건강하게 만들었다. 나는 몸이 치유되고 고쳐지는 것을 느낄 수 있었다. 면역체계가 나아지면서, 나는 밖으로 나가기 시작했다. 나는 내가 동네에서 친구들과 놀만큼 많은 에너지를 가지고 있다는 것을 알게 되었다. 의사는 나의 어린 몸이 질병의 공격으로 인해 몹시 약해져 있던 것을 알고 있었기 때문에, 나의 회복이 기적이라고 했다. 나중에 나는 그 '기적'이 미신이 아니라는 것을 알게 되었다. 그것은 할아버지께서 내게 알려주신 실제적이고 논리적인 요가 수련의 단순한 결과였다.

요가 수련과 라이프 스타일을 어린 아이에게 설명하기는 당연히 어렵다. 아마도 대부분의 어른들에게도 그럴 것이다. 나중에 내가 더 건강해지고 나의 공식 교육이 시작되었을 때, 그것은 내 의지와 반하는 것이었다. 어렸었던 나는 억지로 요가 수련을 하는 것에 화가 났었다. 다른 청소년기의 소년들처럼, 하루 종일 크리켓을 할 수 있기를 원했었다. 나는 지금도 크리켓[13]을 사랑한다. 지금도 나와 내 아들은 텔레비전에서 크리켓 경기를 단 한 경기도 놓치는 법이 없다.

방과 후 매일 할아버지께서는 (곧 나의 구루지가 되신다. 그 당시는 몰랐지만) 여동생과 내가 당시 락시미프람에 있는 그들과 샬라[14]에서 수련하게 하셨다. 길거리에서 크리켓을 하던 내 친구들은 같이 놀자고 했지만, 할아버지께서는 엄하게 그들을 쫓아내셨다. 할아버지께서 너무 엄하셔서 우린 모두 그분을 무서워했다. 그래서 할아버지께서 커피를 마시러 주방으로 가셨을 때 나는 몰래 뒷문으로 빠져 나와 길거리에서 크리켓을 하곤 했었다. 나는 꽤 괜찮은 타자였기 때문에 친

13 크리켓 : 잉글랜드 남부 지역에서 시작한 구기 스포츠. 야구와 비슷하게 배트와 공을 사용한다.

14 샬라 : 산스크리트어로 집을 뜻한다. 요가에서는 수련하는 집을 뜻한다.

구들은 내게 관심이 많았다. 할아버지께서는 커피타임이 끝난 후 학생이 도망간 것을 아시자마자 주저 없이 나를 찾으러 나오셨다. 그리고 위대하신 파타비 조이스께서는 집 대문을 여시고 락시미프람의 길거리에서 분노 어린 목소리로 내 이름을 부르셨다. 친구들이 나보고 숨으라고 해서 나는 숨어버렸다. 나는 집 근처 도랑에서 좋은 장소를 찾아냈다. 그리고 할아버지께서 찾으시기를 포기하셨을 때 거기서 나왔다. 나중에 할아버지께서는 나를 이렇게 꾸짖으셨다. "사람들은 수련을 하기 위해 전 세계에서 여기로 오는데 나의 자식은 그 기회를 버리고만 있구나……" 나는 할아버지가 너무 무서웠지만, 그 무서움이 딴 짓을 못하게 막지는 못했었다. 이것이 청춘의 힘이다!

나는 할아버지에게서 요가적 삶의 방식을 배웠다

소수의 사람들만이 알지만, 할아버지께서는 매일 아침 4시에 일어나셔서 아침 챈팅[15]을 하시고 집안 모든 사람들을 위해서 커피를 만드셨다. 그가 누구이든 그는 침대에서 할아버지께서 만드신 커피를 마셨을 것이다. 얼마나 고급스러운가! 그분은 매우 숙달된 분이셨다. 할아버지께서는 휴일에도 침대에 있는 모든 사람들에게 커피를 만들어 주셨다. 그리고 그분은 85세가 되셨을 때까지도 옷을 손수 세탁

15 챈팅 : (chanting) 단순하고 반복적인 곡조로 노래를 하거나 단어들을 암송하는 것.

하셨다.

할아버지께서는 단순한 삶을 사셨고 사람들과 어울리지 않으셨다. 그러나 이런 것들을 내게 강요하지는 않으셨다. 나는 요가로 돌아갈 생각을 전혀 하지 않았고 요가 선생님이 될 생각도 없었다. 할아버지께서는 내가 매일 아침 4시에 올 것을 기대하지도 않으셨다. 그리고 절대 내게 원칙이나 규칙을 강요하지 않으셨다. 그러나 그분은 감화를 주는 사람이셨고, 나는 의문의 여지없이 그분을 따랐다.

할아버지께서 나를 지적하신 유일한 곳은 샬라였다. 거기에서 나는 단지 한 명의 학생일 뿐이었다. 할아버지께서는 내게 특별한 대우를 해주지 않으셨다. 사실은, 더 다그치는 쪽이었다. 인도에서 가르치고 배우는 방식은 매우 강력하다. 우리는 아이들이나 학생들을 애지중지하지 않는다. 내게는 더 열심히 하라는 압력이 있었다. 나는 이것을 다른 형태의 격려라고 생각하고 싶었다. 내가 잘 하지 못했을 때 할아버지께서는 샬라에서 매우 화를 내시곤 하셨다. 나는 모든 사람들 앞에서 야단을 맞았었다.

조용하고 경이로운 나의 변화

초기의 반항에도 불구하고 요가는 나의 인생과 일상에 깊이 스며들었다. 나는 방과 후 매일 저녁 수련을 했다. 되돌아 보면 나는 그저 아사나를 하면서 놀았을 뿐이었다. 내 몸은 유연했고 자세를 취하는 것은 내게 쉬웠다. 나는 단순히 즐겼다. 나는 호흡이나 다른 것에 집중을 하지 않았다. 그럼에도 나의 작은 그런 노력들이 내 몸을 붙잡아 두었던 병과 나약함을 극복한 것은 경이로운 일이었다.

1989년 17살이 되었을 때 나는 처음으로 아쉬탕가 요가를 가르치는 경험을 했다. 어머니 사라스와띠께서 미국으로 가셔서 나와 여동생이 어머니의 학생들과 샬라를 네 달 동안 가르치고 관리했다. 나는 단지 몇몇 학생들을 도와주어야 했었다. 그들은 대부분 약간의 수련을 하려고 어머니에게 찾아왔던 이웃 아주머니들이었다. 나는 거기서 가르치는 것을 싫어했다. 아주머니들은 잡담을 하고 수다를 떨고 싶어했고, 나는 밖으로 나가 친구들과 놀고 싶었다. 나는 그것들을 극복하기 위해 4달 동안 조바심 내며 기다렸다. 그러나 지금 되돌아보면 어시스트를 했던 그 경험들이 요가 선생인 내게 얼마나 귀중한 경험이었는지 깨닫게 된다.

2년 후 19살이 되었을 때, 나는 샬라에서 할아버지를 어시스트하기 시작했고, 그것은 그 후로 수년간 계속되었다. 다음 단계가 시작되었을 때, 한때 엄격하셨던 할아버지께서는 부드러워지셨다. 그분께서는 아들 라메쉬를 잃으셨고, 또 다른 아들인 만주는 미국으로 영원히 가버렸다. 나는 컴퓨터 학위를 준비하고 있었는데, 그 코스를 완수하기 위해 일년간 휴학을 하고 있었다. 그래서 나는 할아버지를 돕기 시작했고, 내 자신의 수련 또한 시작했다. 나는 몰랐지만, 내 안의 어떤 것이 그 때 움직이고 있었다.

아쉬탕가[16]는 조용히 이루어진다

"전생의 삶들에서 요가를 향해 성장했던 경향에 의해 그 마음은 태어나면서 요가에 끌린다." 라고 바가바드 기타[17]는 말한다.

아쉬탕가의 8개의 단계(가지)는, 파탄잘리[18]가 요가수트라[19]에서 서술했듯이, 내적, 외적 정화를 한다. 그 정화는 당신을 우주적 자아 또는 아트만[20]과 연결시킨다. 이 수련을 통해(무엇 때문에 수련을 하든) 그 결과는 '천천히 그러나 확실히' 나타날 것이다.

나는 아쉬탕가를 진지하게 대하면서 이것이 나의 샤드하나(훈련되고 헌신적인 연구)가 된 것을 깨달았다. 나는 더 이상 단순히 아쉬탕가[21]만 하는 것이 아니었다. 그 몇 달 동안 놀랄만한 어떤 것이 나의 내면과 주변에서 일어났다. 나는 사람들이 오가고, 배우고, 요가로 도움을 받는 것들을 보아왔다. 그리고는 설명할 수 없는 어떤 변화가 나의 수련에서 일어났다.

16 아쉬탕가 : 파탄잘리의 요가 수트라에 있는 요가의 8가지 단계 또는 가지. '아쉬 ash'는 여덟, '탕가 tanga'는 (나뭇)가지를 의미한다.

17 바가바드 기타 : 힌두교의 대표적인 경전. 원래 대서사시 〈마하바라타〉의 일부분이었다가 독립되었다. 비슈누 신의 현현(顯現) 크리슈나와 위대한 영혼의 소유자 아르주나가 나누는 이야기의 내용이다.

18 파탄잘리 : 힌두교의 성자. 요가 수트라를 비롯한 여러 산스크리트어 경전의 집대성자.

19 요가수트라 : 기원전 2세기 파탄잘리가 집대성한 요가철학의 근원이되는 문헌.

20 아트만 : 힌두교에서 우주의 궁극적 근원인 브라만에 대하여 개인에 내재하는 원리로 상정(想定)하는 용어.

21 아쉬탕가 : '아쉬탕가 빈야사 요가'를 짧게 일컫는 말.

처음에는 새로운 기술을 배우는 것이 어려웠지만 어떤 단계가 지난 후에는 그런 압박감, 도전, 과정들을 즐기기 시작했다. 그리고 그 시스템을 이해했을 때 압박감은 사라졌다. 호흡과 아사나[22] 그리고 빈야사[23]를 이해했을 때 나는 발전하게 되었다.

아쉬탕가의 아사나 부분은 아주 매우 도전적이다. 많은 아사나와 자기발전을 경험하기 위해서는, 이 모든 어려움들을 겪어야만 한다. 내 인생에서 나는 많은 자세들을 배워왔다. 나는 시간이 있었고, 열정이 있었으며, 최고의 아쉬탕가 선생님과 함께 했음에도 불구하고, 나는 그것이 매우 도전적이라는 것을 알았다.

그러나 나는 수련으로 더 깊이 들어가고자 했다. 당신이 더 깊이 들어가고자 할 때, 마치 정글 속으로 깊이 도달할 때처럼 반드시 많은 도전들을 직면할 것이다. 그러나 중요한 점은 그것이 일시적이라는 것이고 당신은 더 강해져서 (이 정글을 헤치고) 다른 면으로 나올 것이라는 것이다.

나의 할아버지께서 쓰신 『요가말라』[24]에서 약한 사람과 병든 사람이 구루의 지도하에 요가를 수련하거나 특정 질병에 맞는 어떤 아사나들을 하면 그들은 더 강해지고 질병과 약함은 사라질 것이라고 했다. 고칠 수 없는 많은 질병들이(정신병과 한센병을 포함하여) 요가 수련

22 아사나 : 요가 동작

23 빈야사 : 호흡과 동작을 연결시키는 체계적인 방법

24 요가말라 : 아쉬탕가 요가의 수련체계를 정립한 파타비 조이스 (Sri K. Pattabhi Jois)가 쓴 아쉬탕가 요가의 고전

을 통해 치유되었다. 많은 의사들이 말을 잇지 못했다. 어렸을 때 나를 건강하게 만든 것이 바로 요가 수련과 요가적 삶의 원리라는 것을 나는 나중에 깨달았다.

1997년 나의 할머니께서 돌아가셨다. 나는 할머니께서 가장 아끼셨던 손자였다. 그분의 충고와 지원은 내 수련의 기반이었다. 내가 전자회사에 취업했을 때, 할머니께서는 뱅갈로르에 가지 말고 대신 할아버지에게 헌신하라고 충고하셨다. 내가 수련에 더 진지해졌을 때, 할머니께서는 나에게 하루에 두 번씩 식사를 준비해 주셨다. 할머니께서는 믹스 삼바(sambar)[25]와 쌀을 섞어서 내 손에 주시곤 하셨다. 이것은 투뚜아나(tuttuanna)라고 불리는, 어머니와 자식 간의 애정을 나타내는 매우 전통적인 식사 방법이다. 할머니께서는 내게 필요한 모든 영양소를 확실히 챙기셨다. 물론 사랑까지도. 할머니께서는 강한 여성이셨고 유머감각도 겸비하셨다. 그분에게는 사람을 끄는 따뜻함이 있었다. 이야기를 하러 오거나 할머니의 특별한 커피를 마시러 오는 요가 수련생들, 공무원들, 노인부터 어린아이까지 모두 할머니에게 끌렸었다.

1990년대는 나의 영적 여행과 요가 수련의 호시기였다. 그 당시 할아버지에게는 소수의 학생들이 있었는데, 그 중에는 스무 명 내의 외국인들도 있었다. 나는 매일 세 시간씩 수련을 했고 내 몸의 변화로 극심한 고통을 느꼈다. 그 변화 이후 안정감이 찾아왔다. 나는 아사

25 삼바 : 렌틸콩을 기본으로 하는 채소 스튜

나를 수련하는 동안 빈야사와 호흡으로 인한 내 몸의 변화를 관찰했다. 정화작용이 일어나고 있었다. 피가 뜨거워지고, 깨끗해지면서, 자유롭게 몸을 순환했다. 그것은 내 몸의 독과 불순물, 질병을 제거하고, 신경 시스템을 정화했다. 그리고 이 모든 것들을 겪고 나서 마음에 안정감이 찾아왔다.

아쉬탕가와 함께 성장하다

1997년에 비자가 세 번이나 거부된 후, 마침내 나는 시드니로 처음 해외여행을 갔다. 그 직후 할아버지께서는 미국을 여러 번 방문하셨다. 이 즈음 요가는, 특히 아쉬탕가 요가는, 경이적인 속도로 인기를 얻기 시작했다. 기네스 팰트로와 윌렘 대포 같은 헐리웃의 유명인들이 아쉬탕가를 규칙적으로 하고 이 수련의 독실한 지지자가 되었다. 펠트로는 9·11 여파 후 우리가 뉴욕을 방문했을 때 구루지와 수련을 했었다. 미국 역사 속에서 이 당시 아쉬탕가는 미국인에게 해방(발산)과 강력한 치료의 도구가 되었다.

아쉬탕가가 점점 인기를 얻자 마이소르에 있는 샬라로 찾아오는 학생들도 증가했다. 미국인들, 다음에는 유럽인들이, 그리고는 일본인들과 중국인들이 찾아왔다. 요가는 산불처럼 번지기 시작했다. 나는 일본에서부터 칠레까지 요가 시범을 했다. 할아버지께서는 카운트를 하시고 나는 동작들을 했다. 2000년에 나는 요가 시범을 위해 미국을 방문했다. 사람들은 요가가 어디서 왔는지도 알지 못했다. 일본에서는 요가가 미국에서 온 것으로 생각했다.

그래서 나는 설명을 해야 했다. 요가는 바랏 부미[26](Bharat Bhumi)다. 인도의 역사를 한번만이라도 보면, 심지어 인도가 인도이기 전부터, 사람들이 요가를 배우러 전 세계에서 인도로 왔다는 것을 알 수 있다.

오늘날 요가 수련생들과 파타비 조이스 아쉬탕가 요가원(K.Pattabhi Jois Ashtanga Yoga Institute. KPJAYI)의 요가원들은 백 개 이상의 국가에 퍼져있다.

> 오, 적들을 태워버리시는 이시여! 스승으로부터 제자들에게 계속 이어져 온 이 요가는 왕족이자 성인이신 라자르시스(Rajarsis)에게 알려졌습니다. 그러나 오랜 시간으로 인해, 이것은 세상에서 잊혀졌습니다.

아쉬탕가의 여덟 단계(가지)

구루지께서는 두 아들을 모두 잃으셨고 그들을 그리워하셨다. 그 틈을 채우기 위해 내가 할아버지와 할머니의 인생에 들어왔다고 나는 생각한다. 나는 그들의 지원군이었다. 그래서 우리는 매우 가까워

26 바랏 부미 : 질문의 답을 알고 있다는 뜻

졌고 어디든 함께 다녔다. 철학에 대한 그분의 열정 또한 어디서나 우리와 함께 했다. 이것은 그분의 손자로서의 특권이었다. 우리는 샹카라차리야[27], 기타[28] 또는 우파니샤드[29]에 대해 많은 얘기를 했다. 이것은 우리 관계의 특별한 부분이었다. 선생님으로서 그분은 학생들이 철학에서 아사나에 이르는 그의 열정에 부응하길 바라셨다. 할아버지께서는 내가 철학에 관심이 있다는 것을 아시고는 책들을 보여주시면서 여러 가지 주제들에 대해 말씀하셨다. 당신이 찾고자 하고 궁금해 하면 선생님께서는 그것을 아시고 당신에게 가능한 한 많은 것을 주시려고 할 것이다. 교실 밖에서도 우리는 오랫동안 철학에 대해 얘기를 나눴다. 그분께서는 옛날 이야기들과 다른 많은 책들을 인용하셨다. 할아버지께서 구절들을 잊으셨을 때는 할머니께서 지원해 주시곤 하셨다.

문자 그대로 번역한다면, 아쉬탕가(Ashtanga)에서 아쉬(ash)는 여덟을, 탕가(tanga)는 (나뭇)가지를 의미한다.(이 책에서는 '탕가'를 단계로 번역하였다) 파탄잘리의 요가 수트라에 의하면, 이것은 수련과 여덟

27 샹카라차리야 : 8세기 인도의 철학자. 남부 인도에서 출생. 베다를 학습하고 여러 지방을 편력하며 다양한 기적을 행하고 많을 저서를 남겼다.

28 기타 : 기타(gita)는 산스크리트어로 노래 또는 시를 의미한다. 일반적으로 '바가바드 기타'를 줄여서 '기타'라고도 하는데, '바가바드 기타'는 힌두교의 대표적인 경전 중 하나다.

29 우파니샤드 : 힌두교와 불교 교리의 이론적·사상적 토대를 이루는 책으로서 동서양을 통틀어 자아에 관한 가장 오래된 철학적 사유들의 집대성. 대중에게 친숙한 업(業), 윤회(samsara) 등의 개념이 여기서 처음 정립되었으며, 인도에서 발생한 종교들과 인도철학의 근간을 이룬다

단계들을 따라 우주적 자아 또는 아트만을 발견하는 여정이라고 정의된다.

1. 야마(Yama) : 도덕적 훈련
2. 니야마(Niyama) : 규칙의 준수
3. 아사나(Asana) : 육체적 자세
4. 프라나야마(Pranayama) : 호흡 조절
5. 프라티하라(Pratyhara) : 감각의 회수
6. 다라나(Dharana) : 집중
7. 디야나(Dhyana) : 몰입(흡수) 또는 명상
8. 사마디(Samadhi) : 우주 또는 깨달음으로의 흡수

『요가말라』에서 구루지께서는 '우주적 자아를 보기 위해서 한 지점으로 마음을 모으는 방법은 이 단계들을 따르는 것이다' 라고 하셨다. 이 단계들은 요기의 육체적 아사나 수련에서도 더욱 중요하다. 정신 수련을 발전시키기 위해서는 이 단계들을 아는 것이 중요하다. 그렇지 않다면 당신의 요가는 의미가 없을 것이다. 처음의 두 단계들은 야마와 니야마인데, 일반인들에게도 모두 적용될 수 있다.

야마는 모든 사람들에게 적용되는 우주적 도덕법칙에 대해 언급한다. 그것들은 요가적 삶의 가이드다. 야마는 다음과 같다.

- 사띠야(Satya) : 정직함
- 아힘사(Ahimsa) : 비폭력
- 아스테야(Asteya) : 도둑질하지 않음
- 아파리그라하(Aparigraha) : 비소유
- 브라마차리야(Brahmacharya) : 정절 또는 독신

니야마 또는 규칙의 준수는 장수와 건강한 삶을 위해 권장되는 습관들이다. 그것들은, 다시 한번 말하자면, 어떤 상황에서든 모든 사람들을 위한 개인적 수련들이다. 니야마는 다음과 같다.

- 사우차(Saucha) : 청결
- 산토사(Santosa) : 만족
- 타파스(Tapas) : 자기수양
- 스와다야(Svadhaya) : 자기학습
- 이스와라 프라니다나(Iswara pranidhana) : 신에게 승복

이 모든 것들은 우리에게 어떤 상황에서도 결코 틀리지 않는 확실한 도덕적 가치체계와 실제적인 일상의 가이드라인을 준다. 그리고 이것들은 요가를 하지 않는 사람들에게도 중요하지만 강한 아사나 수련과 함께한다면, 우리는 이 단계들에 더 헌신할 수 있게 된다.

바가바드 기타에 대해 토론하는 동안 구루지께서는 요가적 방법

을 탐구하는 16장에 대해 말씀하시고, 매트 위에 있을 때나 매트 밖에 있을 때나 마음이 어떠해야 하는지에 대해 자주 말씀하셨다. 이 책에서 나는 기타를 많이 언급한다. 오해를 하지 않았으면 좋겠다. 나는 특정한 종교적 주제를 강요하는 것이 아니다. 바가바드 기타는 어느 한 종교에 속한 것이 아닐 뿐 아니라 어느 한 종교를 믿는 사람들에게만 적용되는 것이 아니다. 이 책은 모든 인류에게 속한다. 이 책은 모든 인류에게 말을 건다. 바가바드 기타에서 크리슈나는 철학에 대해, 당신이 어떻게 처신해야 하는지에 대해, 당신의 카르마가 무엇인지에 대해, 당신의 의무가 무엇인지에 대해 이야기 한다. 그리고 그 안의 모든 메시지는 당신이 요가 수련자이든 아니든, 어떤 종교를 가지고 있든지 없든지, 모든 사람들에게 적용된다.

왜 요기들은 장수를 할까

크리쉬나마차리야 선생님께서는 100세까지 사셨다. 파타비 조이스 선생님께서는 93세까지, 아엥가 선생님께서는 96세까지 사셨다. 그분들에게는 많은 추종자들이 있었고, 이들 세 분 모두 진지한 요가 수련자들이셨다.

그분들께서 장수하신 비결은 무엇이었을까?

요가말라에서 구루지께서는 요가의 단계들에 헌신함으로써 세상의 어떤 것이든 성취할 수 있는 요가 수련자들에 대해 말씀하셨다.

성자 비슈바미트라는 하늘나라에 가고 싶어하는 낮은 카스트의 사람을 위해 또 다른 인드라로카(신들의 세상)를 만들었다. 그로 인해 신들이 그의 능력을 두려워했었는데, 이처럼 요가 수련자는 세상을 다시 창조할 수도 있다.

불멸의 여행은 강한 육체와 함께 시작한다. 당신의 육체는 당신이 살고 있는 집이고, 튼튼한 기초가 없으면 그 집은 곧 무너질 것이다. 물론 당신은 꾸준한 영적 기반 또한 필요로 한다.

이것이 요기들이 오랫동안 건강하게 사는 이유다. 그들은 그들을 강하고 늙지 않게 하는 깨끗하고 단순한 수련과 반복된 일상에 헌신한다. 그들은 자신을 위한 강력한 기초를 세웠기 때문에 오래 산다. 그 기반은 미니멀리즘 (더 적고, 더 간단한 것), 행복, 훈련, 공감 그리고 '사심 없음'이다. 이것들은 현대사회에서 잊혀진 가치들이다. 가장 훌륭한 점은 이 모든 가치들이 공짜라는 것이다. 이것들을 얻기 위해서는 단지 관점을 바꾸기만 하면 된다.

오늘날 하타요가를 통한 정화는 먼저 아사나 수련을 의미한다. 요기는 장수를 하고 건강한 삶을 산다.(이것은 양적 문제일 뿐 아니라 질적 문제이기도 하다는 점을 잊지 말자). 그들은 생활, 식사, 수면, 걷기 그리고 '온전한 마음으로 반응하기'에 내적으로 집중하기 때문이다.

물론 요가 수련은 단지 이것들의 첫 걸음일 뿐이다. 요가는 당신의 몸에 귀 기울이게 하고 당신을 강하게 만든다. 그리고 머지 않아 당신은 삶의 다른 면들에서 예민하게 될 것이고, 이것은 당신을 다른 사람들과 그리고 인류와 연결시킬 것이다.

요기들이 백 년을 사는 또 다른 원인은 그들이 모든 것들을 단순화 한다는 것이다. 그들은 몸과 마음을 가볍고 깨끗하게 한다고 알려진 사뜨빅[30](sattvic) 음식을 먹는다. 그들은 마야와 그 함정들을 이해한다.

오늘날에는 예전보다 생활 속에 불안이 더욱 만연한데, 이 불안은 단지 일상에서부터 뿐만 아니라 대중매체에 의해 만들어진다.

요기는 끊임없이 무엇을, 어떻게, 어디서, 언제 먹을지, 무엇을 입을지, 수면에 대해, 일에 대해 문답한다. 부모로부터 자식으로 전해지는 개인적인 일화들이 가득하고, 희석되지 않은 채로 전달되었던 충고들이 우리가 받았던 유일한 충고였던 그 시절을 나는 동경한다. 독으로 둘러싸인 생활에서 우리는 필사적으로 마음과 감각과 몸의 독을 정복할 방법을 찾아야 한다. 우리는 삶이 더 단순했던 시대에서 삶을 복잡하지 않게 했던 방법을 살펴볼 필요가 있다.

이 모든 것들은 마음과 연결되어 있다. 건강한 몸을 강력한 감정적, 정신적 웰빙으로 보완해야 한다. 오늘날 우리의 마음은 우리가 보살피는 것을 그만두었기 때문에 불안정하고 연약하고 어쩔줄 몰라 한다. 우리의 마음은 다른 기관들처럼 보살필 필요가 있다. 우울증과 치료약물이 만연한 시대에 요기들은 현대 생활의 감정적 스트레스에

30 사뜨빅 : 만물을 이루는 성질(구나 guna)들 중 하나. 순수함, 선함, 균형 등을 나타낸다.

대처하는 원형(프로토타입)을 제공해줄 수 있고, 고요함과 신뢰와 평화의 공간을 찾을 수 있게 도울 수 있다. 그리고 마음이 평화로울 때, 오늘날 만연한 생활질병들이 자동적으로 감소하는 것을 보게 될 것이다. 여기에는 마법이 전혀 없다. 마음과 육체적 건강 사이의 관계를 입증하는 연구들은 단지 인터넷에서 잠시 검색해보기만 해도 많이 찾아 볼 수 있다.

적어도 내 이야기에서 당신은 영감을 받을 수도 있다. 나는 아프기만 하던 어린아이에서 요가 구루가 되었고, 이제는 매년 수천 명의 학생들을 가르치고 있다. 오늘의 나를 만든 것은 요가적 삶과 수련이었다. 그리고 이것은 요가의 아름다움이기도 하다. 요기의 삶을 배움으로써 모든 사람들이 건강하고 좋은 몸매를 가질 수 있다. 삶이 던져준 도전들을 내가 극복할 수 있도록, 요가와 요가적 삶이 나를 어떻게 도왔는지를 나의 사례가 당신에게 잘 보여주었기를 바란다. 이제 당신 또한 그것들로부터 얻을 수 있다. 당신이 젊은지, 늙었는지, 아픈지, 약한지, 말랐는지, 뚱뚱한지, 부끄럼을 타는지, 뻣뻣한지는 중요하지 않다. 요가는 모든 문제에 대해 해결책을 가지고 있다.

이 책을 통해 나는 먹기, 숨쉬기, 아사나와 세바(seva)[31]와 관련된 요가 수련이 어떻게 당신의 정신과 육체적 건강에 긍정적으로 공헌할 수 있는지를 보여줄 것이다. 나는 부담되게 보이지 않는 단순한 방법들을 소개하려고 한다. '대지와 연결되기 위해 맨발로 걷기부터 낮

31 세바 : 사심없는 봉사

에 더 적은 횟수로 먹기까지' 이 아이디어들은 6끼 먹기와 같은 권고들과 모순될 수 있다. 여러분들이 들어본 적이 있을 지도 모르는 6끼 먹기는 고대의 베다[32] 책(Vedic text)으로부터 나왔고, 그 지혜를 무시할 수는 없다.

요기처럼 살기는 세상을 포기하는 것이 아님을 기억해야 한다. 요기가 되기 위해서 도시의 삶을 포기하고 산으로 도망갈 필요는 없다. 나는 당신에게 이런 것을 해야 한다고 말하지 않는다. 이 책은 마치 이를 닦는 방법처럼 흔한 방법들 중 하나로서 요기의 버릇들을 선택하는 것을 목표로 한다.

요기처럼 사는 것은 활력과 건강에 연결되는 것이다. 이것은 나무 아래에서 책을 읽으며 시간을 보내고, 신선한 공기를 마음껏 마시고, 다른 존재들에게 친절하고, 아침사를 하고, 돌려받을 생각 없이 주는 것들에 관한 것이다. 세계의 많은 분쟁들과 24/7폭력사태[33] 뉴스 그리고 인터넷 문화와 함께 하면서 우리의 시선을 요가로 돌리고 평화와 강한 기질을 얻기 위해 요가적 삶의 원리에 귀의하는 것이 더욱 중요해졌다.

제대로 먹고, 의식적으로 살고, 깊게 호흡하고 기본적인 아사나들

32 베다 : 산스크리트어로 지식을 의미. 현존하는 가장 오래된 힌두교의 경전들. 보통 베다라고 하면 4개의 경전, 리그베다, 야주르베다, 사마베다, 아카르바베다를 의미한다.

33 1996년 7월 27일 축출되었던 리더 메가와티 수카르노푸트리(Megawati Sukarnoptri)가 장악한 인도네시아 민주당을 인도네시아 정부군이 공격한 사건

을 수련한다면, 우리는 라이프 스타일과 관련된 만성적인 고통과 불편을 완화시킬 수 있다. 그렇다면 소화가 잘 되게 하기 위해서라도 당신의 삶에서 어느 정도 요가를 해보는게 어떨까?

일상의 습관들 외에 나는 모든 사람들을 위한(아직 규칙적으로 요가 수련을 하지 않는 사람들까지도 대상으로 한) 기본 아사나들의 순서와 방법들을 소개할 것이다. 요가 수트라에서는 이렇게 말한다.

> 수련은 진심어린 헌신으로 오랫동안 중단 없이 행해졌을 때 굳건하게 다져진다.

요가는 어떤 종교를 따르든 모든 이의 삶의 한 부분이 되어야 한다. 우리는 먼저 인간이다. 요가적 삶은 우리를 건강하고 스트레스와 망상이 없는 삶을 살 수 있도록 도와줄 수 있다. 요가는 마음과 육체의 고통을 완화시킬 수 있다. 나는 요기의 삶을 서양화(상업적이란 뜻과 유사한 의미가 되어버린)되지 않은 상태로 이해하기 쉽게 설명하기 원한다. 나는 이 책이 사람들이 기본적인 요가를 하도록, 오래 살고 건강하고 평화롭게 살 수 있는 삶의 비밀을 풀 수 있도록 동기부여를 하기 바란다.

- 단순한 수련과 규칙적인 일상은 우리를 건강하고 나이들지 않게 한다.
- 정신적인 수련을 발전시킬 것. 그렇지 않으면 당신의 요가는 의미가 없어진다.
- 자쓰라 아그니[34](jathra again)가 최고로 올라왔을 때인 정오에, 지역 산물을 먹고, 소식할 것.

34 자쓰라 아그니 : 인도의 전통 의학인 아유르베다에서 몸에 있는 소화의 불을 의미한다.

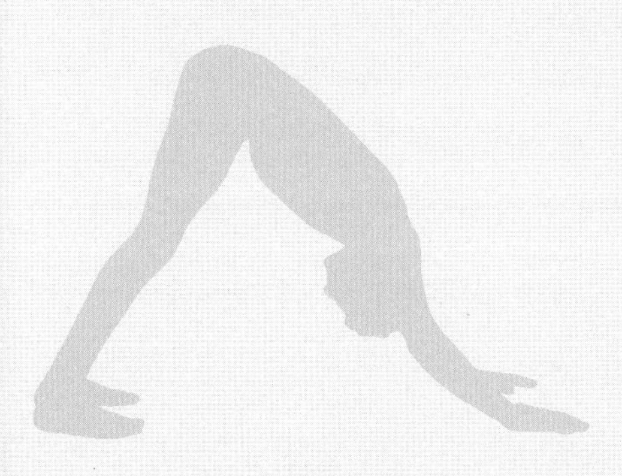

1

소식하면서 오래 살기

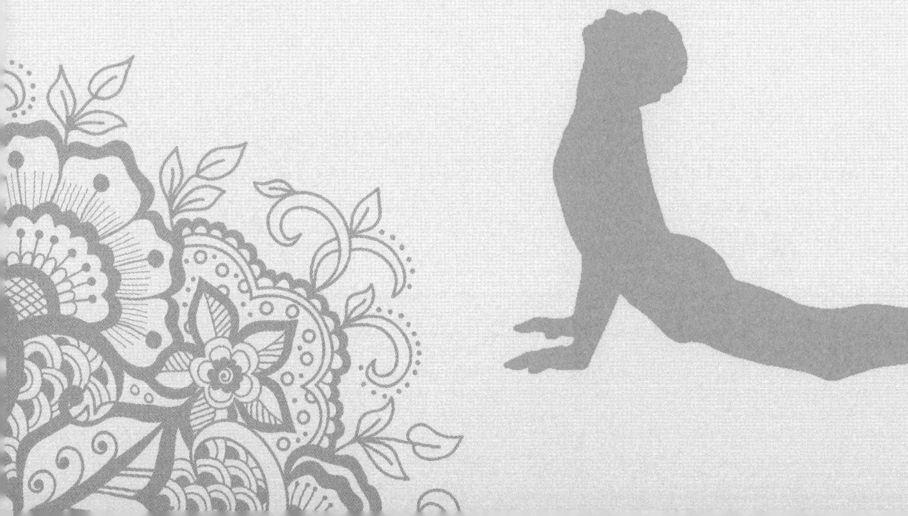

옛날 옛날 아주 먼 나라에, 다섯 살 난 어떤 소년이 그의 아버지인 우타나파아 왕의 무릎에 앉도록 허락받지 못했었다. 그래서 드루바 왕자인 그 소년은 비슈누 신에게 아버지의 왕국보다 더 큰 왕국을 달라는 유치한 요구를 하러 숲으로 떠났다.

어린 왕자는 열정적으로 명상을 시작했다. 그는 여러 날 동안 먹지 않았고, 그 후에는 약간의 잎과 풀만 먹고 9일마다 물을 마셨다. 4개월이 되던 때, 그는 숨을 참고 한 다리로만 서 있었다. 반신반인(半神半人)들은 걱정이 되었다. 한편 드루바가 숨을 참는 것은 너무나 강력해서 전세계가 숨을 멈출 정도였다. 비슈누가 그의 헌신적 추종자를 만나러 내려왔을 때, 드루바는 그의 요구가 얼마나 물질적이고 미성숙했는가를 깨달았다. 그는 그의 생을 신에게 헌신하기로 약속했으나 비슈누는 그의 무한한 지혜로 그를 축복했다. 드루바는 세상으로 가서 친절하고 부드럽게 36,000년 동안 통치했다.

드루바의 이야기는(이 특별한 이야기는 바가바타 푸라나[35]에 있다) 단식이 금욕주의자나 더 높은 영적 결합을 이루려는 자들에게 왜 중요한지 말해주는 경전의 이야기들 중 하나다.

단식은 싯디[36]를 갖게 해주는데, 그것을 얻으면 배고픔과 갈증을 느끼지 않고 물과 음식 없이 연속으로 며칠을 지낼 수 있다. 집중을

35 바가바타 푸라나 : 힌두교 18개의 위대한 역사서 중 하나로 우주론, 계보학 등 여러 분야를 포괄한다

36 싯디 : 영적이고 초월적인 능력

방해하는 것이 없다면, 타파스야[37] 또는 우주적 자아와 연결되기 위한 탐구에 집중할 수 있다. 이 서사시에서 자주 성인들과 왕들은 그들의 목적을 달성하기 위해 속죄에 헌신했는데, 생명 에너지를 깨우는 프라나[38]를 유지해야 했기 때문에 음식을 자제하는 것은 상위의 희생으로 여겨졌다. 간단히 말하자면 프라나는 생명의 힘을 뜻하는 산스크리트어다.

그러나 당신에게 굶으라고 강요하는 것이 아니니 오해하지 않았으면 좋겠다.

물론 이런 판타지 같은 이야기들이 오늘날 우스꽝스럽고 비실용적으로 보일 것이다. 우리는 이것들을 신화의 영역으로 밀어내 버려서는 안 된다. 왜냐하면 이 이야기들에는 우리 모두가 오랫동안 잊어왔던 장수의 비밀, '검소함'이 있기 때문이다. 이 비밀을 현대의 삶에 적용할 수 없게 하는 첫 번째 것은 바로 먹는 것이다.

오늘날 음식은 너무나 풍부하다. 음식은 (특히 정크푸드와 가공식품은) 싸고, 버튼만 누르면 어디에서나 얻을 수 있다. 그러나 이 지나친 풍요로움은 우리를 병들게 한다. 이것은 고통을 불러온다. 비만과 심장병은 유사이래 최고치를 기록하고 음식이 대부분 병의 중심에 위치하고 있다. 우리에게 생명을 주는 바로 그것이 우리를 죽이고 있다. 아유르베다[39]의 아버지인 차라카는 "생명체들의 생명인 음식이라 할

37 타파스야 : 수련을 통해 생성된 열과 에너지
38 프라나 : 생명 에너지
39 아유르베다 : 고대 인도의 전통 의학

지라도, 잘못된 방법으로 섭취하면 생명을 파괴한다"고 했다.

우리는 검소함을 잊은 것이 아니라 그것을 아예 내팽개쳐버렸다. 그래서 이 장(章)에서 나는 왜 적게 먹는 것이 당신의 삶을 드라마틱하게 바꾸는지 말하려고 한다.

~~~

인간을 대상으로 장수를 연구하는 것에는 어려움이 있기 때문에 1980년대 미국의 위스콘신 대학과 매릴랜드의 국립노화연구소는 붉은털원숭이를 대상으로 독립적인 연구를 진행했다. 붉은털원숭이는 노화와 노화관련 질병, 쇠퇴와 관련해 인간과 가장 가까운 동물이다. 영양학자들은 칼로리 제한 식단을 한 원숭이에게서 노화와 노화관련 질병들이 눈에 띄게 지연되는 것을 관찰했다. 적게 먹는 것은 더 오래 사는 것을 의미한다.

요기들이 지지해온 '적게 먹기'가 나이를 거꾸로 먹게 한다는 것이 과학적으로 증명되었다. 이론에 따르면 적게 먹으면 신체의 신진대사를 늦춰서 비활성산소(신체를 부식시키는 물질)를 적게 만든다고 한다. 최근에 먹은 음식을 소화시키기 위해 몸이 힘들게 일하지 않는다면, 몸에게 필요한 생물학적 회복을 할 기회를 주게 된다. 이치에 맞지 않은가?

나의 할아버지와 크리쉬나마챠리아 선생님께서는 이 보고서를 읽지 않으셨지만, 그분들의 삶 내내 그분들의 식단은 단순하고 엄격했다. 그리고 그분들은 오랫동안 건강하게 사셨다. 나의 할아버지께서
~~~

는 93세에 돌아가셨고, 크리쉬나마차리야 선생님께서는 100세에 돌아가셨다. 2009년 5월 할아버지께서는 돌아가실 때까지 아주 활동적이셨고 돌아가시는 거의 그 날까지 제자들을 가르치셨다.

적게 먹는 것이 장수의 비결이라는 증거들은 이 외에도 많이 있다. 요기들은 이것을 오랫동안 실천해왔다. 이 책에서 소개할 음식 습관을 실천하고 더불어 소식을 한다면 단지 몇 년 더 사는 것뿐만 아니라 영양을 충분히 섭취하면서도 건강하게 살 수 있다. 그러나 먼저 소화에 대한 요기들의 생각과 말에 대해 알아보자.

뱃속의 불

생명체의 건강과 행복을 위해서 건강한 소화기관의 중요성을 현대과학은 최근에야 이해하게 되었다. 그러나 고대의 요기들과 바이디야(vaidya)들은 현대 과학보다 훨씬 전에 이것을 알았다.

베다 시대에 불은 훌륭한 소독제이자 정화장치였다. 이것은 인간세상을 신성의 경지와 연결시켰다. 신들을 달래기 위해 누군가 불에게 희생제물을 바쳤다. 불에게 제물을 바치는 것의 중요성은 아유르베딕 전통에서 사라지지 않았다. 그러나 여기에서 제물공양 (희생 제물을 바침)은 다르게 생각되었다. 제물공양은 내면적인 바침이었고, 이것은 바로 우리가 음식을 먹는 행위였다. 아유르베다는 음식을 먹는 것이 매일 내면적으로 제물을 바치는 것이라고 생각했다. 왜냐하면 위가 있는 부분은 불의 신이 지배하는 곳이기 때문이다. 이 강력한 소화의 불은 '자쓰라 아그니'라고 불리는데, 모든 육체적 균형과 조화가 위치하는 곳이다. 아유르베다에 의하면 자쓰라 아그니는 음식이 소화되는 방법, 즉 소화기관에서의 소화작용을 말한다.

이해가 안 된다면 이렇게 생각해볼 수 있다. 음식은 연료이고, 우리는 음식 없이는 살 수 없을 것이다. 위장에서 이 연료가 에너지로 변하려면 거기에서 어떤 종류의 연소가 일어날 것이고 연소되기 위해서는 불이 필요하다. 그래서 바이디야들은 위장에 우리의 생존을 가능케 하는 위대한 희생제물의 불이 있다고 상상했다. 그러므로 먹는 행위를 순수하고 소중한 내면의 제물공양이라고 생각했다. 먹는 행위를 '제물 공양 의식'으로 여기면서 더 나아가 아유르베다는 건강한 방식으로 음식을 먹는 사람을 '불의 숭배자'라고 했다.

당신이 직접 장작을 쌓아 불을 지펴보거나 다른 사람이 하는 것을 본다면, 불을 잘 지피기 위해서는 연료와 공기의 균형을 잘 잡아야 한다는 것을 알게 될 것이다. 젖은 장작을 넣는다면 불이 붙지 않을 것이고, 장작을 너무 많이 쌓아도 불이 붙지 않을 것이다. 이것은 우리 위장의 불에게도 똑같이 적용된다. 음식을 너무 많이 넣으면 연소가 멈출 것이다. 아무것도 넣지 않으면 위산이 장과 위의 내면을 부식시켜 버릴 것이다. 그렇다면 먹는다는 것은 이 놀라운 불을 지피는 멋진 기술이라고 할 수 있다. 오늘날 대부분의 사람들은 이 '소화의 불'에 너무 많은 장작을 공급하는 잘못을 저질러서 소화불량을 많이 겪는다. 이렇게 음식을 너무 많이 먹기 때문에 우리는 반드시 양을 재조정해야 할 필요가 있다. 요기들은 이 고대 과학을 이해해서 거의 아프지 않았다.

처음에는 적게 먹는 것이 힘들 것이다. 그러나 잠시 당신의 몸이 기계라고 생각해보자. 10kg짜리 세탁기에 15kg의 옷을 넣는다면, 이것은 천천히 움직이다가 마침내 어떤 지점에서는 고장이 날 것이다. 우리의 몸은 뛰어난 기계라서 음식을 과중하게 넣어서는 안 된다. 몸에 과하게 음식을 집어넣는다면 소화의 불을 죽이고 몸을 손상시킬 것이다. 몸 내부에 투여된 모든 것들은 단계를 거쳐 분해되어 소화가 된다. 이 기본과정에 시간이 걸린다는 것을 우리는 모른다. 몸에 음식의 형태로 들어온 것을 소화하는데 5~6시간이 소요되기 때문에, 먹는 것을 제한하는 것이 아주 중요하다.

이제 건강한 소화 체질을 갖는 것이 무엇을 의미하는지, 그리고 최적의 기능을 위해서는 얼마만큼의 음식이 요구되는지 알아보자.

소식하면 건강체질이 된다

왜 어떤 사람들은 매우 활동적이고, 어떤 사람들은 선천적으로 느릴까? 왜 어떤 체질의 사람은 쉽게 체중이 줄었다 늘었다 하고, 어떤 체질의 사람은 튀긴 생선, 라바(rava)나 사모사를 아무리 먹어도 체중이 안 늘까? 왜 어떤 사람은 당장 화를 내고, 어떤 사람은 며칠 동안 또는 몇 달 동안 가만히 있다가 나중에 폭발할까? 왜 우리 중 어떤 사람은 이른 나이에 흰머리가 생기고, 어떤 사람은 대머리가 될까?

위의 어떤 것들도 우연이 아니다.

아유르베다는 도샤(dosha)에 따라 개인의 특성과 성격들을 서술한다. 이것은 개개인 모두가 우리를 정의하는 독특한 청사진을 가지고 있다는 것을 의미한다. 아유르베다에 의하면, 이 청사진들은 다섯 개의 요소로 되어있다. 땅, 불, 물, 공기 그리도 에테르. 우리에겐 이 모든 요소들이 있다. '도샤'라는 단어는 '불완전'이라는 뜻의 '도쉬(dosh)'라는 단어에서 나왔다. 도샤들은 생명 유기체의 부산물이다. 도샤에는 세 개의 주요 요소가 있는데 이것은 바타(vata), 카파(kapha), 피타(pitta)다. 모든 생명체에는 이것들이 있는데 대부분 결합된 형태로 되어있다.

바타는 바람, 에테르로 대표된다. 이것은 몸짓, 생각, 꿈, 움직임을 관장하고 기분변화가 심한 예술가와 같다. 바타는 운동에너지이고 빠르고 가볍고 언제나 움직이려고 한다. 반면에 피타는 잠재적인 에너지다. 물과 불의 창조이고 몸의 모든 변화를 관장한다. 이런 이유로 소화, 인지능력, 정보처리와 이해가 피타의 영역이다. 피타는 눈에 있는 아주 작은 생명의 점이다. 카파는 물과 땅으로 이루어졌고 안정과 윤활의 영역을 관장해서 모든 것이 부드럽게 흐르게 한다.

이 세 개의 도샤들이 하모니를 이룰 때 건강하게 된다. 그러나 생활에 과하거나 부족하거나 불순한 것들이 생기면 오류가 나타나서 도샤들의 균형이 깨진다. 이렇게 되면 질병이 고개를 들고, 몸은 혼돈 속으로 빠지게 된다. 바르지 못한 방법으로 먹는 것이 이 길로 가는 가장 확실한 방법이다. 소화체계에서 바타가 과하면 속이 부글부글 끓고 변비가 생긴다. 너무 많은 바타는 산성과 지나친 배고픔으로 이어진다. 그리고 지나친 카파는 소화불량을 의미한다. 소화의 불에 좋은 것을 넣어 주어야 하지만, 오늘 날에는 알맞은 양을 넣는 것이 더 중요한 것 같다.

오늘날 우리는 너무 자주 먹는다. 그래서 우리는 사실상 그 불을 끄고 있고, 그로 인해 여러 가지 소화관련 문제로 시달리고 있다. 비만부터 속 끓임, 치질부터 암까지 끝이 없을 정도다. 그러나 우리가 의식하면서 음식 섭취를 하면 이 모든 것들은 치유될 수 있다.

하루 아침에 먹는 것들을 바꾸는 것은 어렵다. 완전히 새로운 건강한 식단으로 바꾸는 것에는 노력과 시간 그리고 돈이 든다. 그러나 양을 조절하는 것은? 그것에 대해 생각해보면 그다지 어렵지 않다. 새로운 재료를 사거나 도구를 살 필요가 없다. 단지 먹는 양을 줄이기만 하면 된다.

소식은 마음을 예리하게 만든다

요기들은 수련을 위해 일찍 일어난다. 너무 많이 먹으면 몸은 느릿느릿해지고 무겁게 된다. 뱃속이 꽉 차면 집중을 할 수 없다. 요기들은 주로 하루에 한 끼만 먹고, 저녁에는 가벼운 것을 먹는다. 샤스트라스(shastras)[40]와 바가바드 기타에 따르면, 요가수련이 나빠지지 않는 한도 내에서 음식, 수면 그리고 카르마(karma)를 제한해야 한다고 한다. 여기에서 카르마는 직업, 매일의 반복적인 일 또는 일상에서의 일 등으로 생각할 수 있다. 그리고 다른 모든 것들처럼 휴식 없이 오랫동안 일을 해서는 안 된다. 삶에서 다른 것들도 반드시 경험해야 한다.

이 원리를 삶에 적용해서, 과식한 후와 소식한 후 언제 더 일을 잘 할 수 있는지 관찰해 보자. 뱃속이 음식으로 차있을 때와 가벼울 때, 언제 공부하거나 일을 하기에 더 편한가? 당신은 이미 이 질문에 대한 답을 알고 있을 것이다.

과식은 몸을 불안하게 만들고 육체적으로 그리고 정신적으로 졸리고 수동적으로 만든다. GI지수(혈당지수)가 낮은 음식을 먹고 마음을 예민하게 유지해야 한다. GI지수(혈당지수)가 낮은 음식에서는 음식에 포함된 당이 좀 더 천천히 분해되고 소화된다. 이것은 마치 엘리베이터 대신 에스컬레이터를 타고 올라가는 것과 같다. 포장되거

40 샤스트라스 : 후기 베다의 문헌 중 하나

나 가공된 음식들은 빨리 소화되어서 폭발적인 에너지를 신체에 보낸다. 초콜릿을 먹은 아이의 행동을 보면 이것을 알 수 있다. 활발하지 않았던 아이가 금세 어지러울 정도로 활동적이 된다. 이것은 단당의 효과다. 일단 신체가 어린 아이처럼 폭발적일 정도로 빠른 에너지에 중독되면 이런 효과적인 당 섭취를 열망하도록 신체가 당신을 속일 것이다. 그리고 이것이 우리가 대부분 '비스킷과 애프터눈 티(afternoon tea)'에 손을 대는 이유다.

반면에 오트밀, 콜리플라워(꽃양배추), 당근, 오이, 시금치, 가지 같은 탄수화물이 없는 채소와 밀빵은 천천히 분해되어서 에너지를 점진적으로 내보내 당 섭취에 대한 열망을 적게 한다.

왕처럼 아침식사 하지 않기

음식과 여가를 절제하고, 일과 거리를 두면서 자기절제를 하고, 수면과 비길[41](vigil)을 규칙적으로 하는 사람에게 요가는 삼사라[42](samsara) 고역의 중지를 가져온다.

41 비길 : 깨어있음

42 삼사라 : 산스크리트어로 (세상을) 둥그렇게 돈다는 뜻. 한자로 번역하여 바퀴 륜(輪)을 써서 윤회(輪廻)라고 한다.

바가바드 기타에 있는 이 문구는 모든 것을 균형 있게 하고, 지나치게 잠을 자거나 지나치게 먹거나 지나치게 일을 하거나, 지나치게 여가를 즐기지 말라고 말한다. 이 문구는 삶의 균형이 잡히면 마음 또한 균형이 잡힐 거라고 한다.

나의 할아버지와 크리쉬나마차리야 선생님께서는 이 격언을 따르셨다. 그분들은 소박하게 사셨고, 중도를 따르셨다. 그리고 이것이 그분들께서 오랫동안 건강하게 사셨던 가장 큰 비밀이다.

나의 할아버지께서는 아침을 드시지 않으셨다. 구루지께서는 밤에 대부분의 음식을 피하셨고, 바나나와 큰 컵으로 우유 한 잔을 드셨다. 구루지와 크리쉬나마차리야 선생님 두 분 모두 아침과 저녁에 우유를 많이 드셨다. 구루지께서는 85세가 되신 후에야 피로 때문에 아침식사를 약간 드셨다. 크리쉬나마차리야 선생님 또한 할아버지처럼 아침식사를 드시지 않으셨다.

우린 언제나 '아침식사를 왕처럼 먹으라'는 얘기를 들어왔다. 그러나 우리들 중 얼마나 이 격언에 대해 깊이 생각해 보았을까? 무거운 아침식사는 생산적이지 않다. 아침을 가볍게 먹거나 먹지 않으면 몸이 가벼워지고 정신이 깨어 있게 된다. 반면에 무거운 아침식사를 하면 모든 에너지를 소화에 쏟기 때문에 무기력해지고 피곤해진다. 일반적인 의견과 반대로 하루를 시작하기 전 왕처럼 먹을 필요가 없다. 기껏해야 하루를 시작할 약간의 에너지가 필요할 뿐이다. 당신이 (공복으로 인해) 위장에 문제가 있거나, 단순히 약간의 에너지가 필요하다면 과일이나 새싹으로 된 영양가 있으면서 가벼운 식사를 하면 된다.

나는 마이소르에서 가르칠 때 오전 1시에 일어나서 내 수련을 시작한다. 아쉬탕가 수련자는(마음이 고요하고 수용적인) 성스러운 시간에 수련을 시작할 필요가 있다. 여러 해 동안 나는 점심까지 아무것도 먹지 않고 오직 커피로만 버텼었다. 사실 나는 자주 'No coffee, No prana'라고 자주 말하곤 했는데, 이것이 가르치기 위해 나를 깨어있게 했던 유일한 것이었기 때문이었다. 그러나 이 버릇 때문에 고통과 위산역류를 겪었다. 지금은 아침 수련 후에 오트밀과 견과류, 씨앗 그리고 약간의 스파이스 한 그릇을 먹는다. 당신 자신만의 방법을 찾는 것이 중요하다.

아침에 적게 먹거나 아무것도 먹지 않는 것에 적응하는 데는 시간이 걸릴 것이다. 하루 시도해보고 몸이 어떻게 느끼는지 관찰해보면, 허기로 고통을 느낄 수도 있다. 그러나 이것은 몸에 음식을 많이 공급하는데 적응되었기 때문이다. 이것은 마치 흡연자가 니코틴이 제거되었을 때 고통을 느끼는 것처럼, 불행과 욕구불만을 느낄 것이다. 그러나 그대로 밀고 나가면, 더 긍정적으로 생각하게 될 것이다. 마음은 더 예민해지고 덜 졸리고 덜 게을러질 것이다. 그리고 그 결과로 오전의 전반부 내내 더 생산적이 될 것이다.

하루 한 끼 잘 갖춘 식사는 점심으로

나의 집에서 가장 잘 갖춘 식사는 점심식사다. 이것은 전통적으로 쌀, 삼바(sambar) 그리고 신선한 샐러드로 되어있다. 때때로 쌀 대신 라기 머드(ragi mudde)나 라기 볼(ragi ball)을 먹는다. 라기 머드는 카르나타카 지역의 농부들 음식인데 동그랗게 말아서 조리된 수수 반죽으로 삼바(sambar)나 라삼(rasam)과 함께 먹는다.

가장 잘 갖춘 식사를 점심에 먹는 원리는 매우 단순하다. 하루의 나머지를 그것을 소화하는데 써야 하기 때문이다. 또한 아유르베다에 따르면 신체의 자쓰라 아그니는 태양이 가장 강한 정오에 최상의 상태다. 이때 신체의 피타, 즉 변형을 담당하는 도샤가 가장 활동적이어서 위산염이나 속쓰림 같은 부작용 없이 음식을 쉽게 소화한다.

그러나 잘 갖춘 식사가 원하는 대로 아무거나 먹는 것의 변명이 될 수는 없다. 당신의 접시는 탄수화물, 단백질, 섬유질 그리고 비타민과 미네랄을 제공하는 알맞은 양의 녹색 잎 채소로 채워져야 한다. 점심으로 영양과 에너지 둘 다를 채울 음식을 찾아보자. 오후에 끔찍하게 졸리게 만드는 단당으로 된 흰쌀 대신 소화시키는데 시간이 더 걸리는 핑거밀레(기장으로 만든)나 아마란스(amaranth)와 퀴노아(quinoa) 같은 통곡물로 대체하면 좋다. 기장(수수)은 당뇨병이 있는 사람에게 좋은 건강한 선택이다. 기장은 혈당지수가 낮고 항산화 물질이 풍부한 식품이다.

큰 그릇에 핑거밀레나 통곡물을 넣고, 두부 또는 동물성 음식을 넣어 단백질을 보충하고, 거기에 삶은 새싹을 넣어 만든 샐러드는 달(dal)-사브지(sabzi)로 된 반복적인 식단에 변화를 가져오고 싶은 사람에게 좋다. 또는 사우어도우(sour dough), 통곡물빵, 모듬 채소, 버섯 그리고 푸른잎 채소, 신선한 치즈를 넣은 건강한 샌드위치를 만들어보자

한 그릇의 식사가 아시아와 남미 음식들을 관통해 보일 수도 있다. 아보카도가 제철일 때 통수수(기장)-렌틸콩-호박 커리에 아보카도를 넣거나, 여러 가지 볶음 채소들을 섞어 두부와 가공되지 않은 쌀을 곁들여 볼 수도 있다.

요리에 상상력의 날개를 달아 매일의 점심을 즐겁고 신나게 할 수 있다. 점심과 저녁 사이에 허기를 느끼면 사모사(samosa)나 바타타(batata)를 가지고 다녀도 좋다. 티타임에 말린 과일이나 씨앗을 곁들인 오트밀을 도식락에 담아 가는 것은 어떨까? 스무디 또한 배고픔으로 인한 통증을 가라앉히면서 필수 채소와 과일을 섭취할 수 있게 한다. 이때 설탕 대신 꿀을 사용해보자.

트림은 위장의 적신호. 트림하기 전에 먹기를 멈춰야

당신의 먹는 습관은 100년을 간다. 일본의 오카나와 섬에는 100세

가 넘은 사람들이 세계에서 가장 많다. 그들은 주로 채소와 통곡물 그리고 생선을 먹는다. 그들에게는 '하라하치부'라는 관습이 있는데, 이것은 80퍼센트 정도 찼을 때 먹기를 멈추는 것이다. 이것이 그들이 장수하는 가장 중요한 요소다.

그렇긴 해도 언제 80퍼센트가 차는지 아는 건 어려운 일이다. 어떻게 알 수 있을까? 놀랍게도 우리의 몸은 신호를 보내는데 가장 효과적이면서 쉽게 알 수 있는 것은 트림이다. 트림은 위장의 적신호이고, 이것은 뱃속이 찼다는 분명한 표시이며, 더 이상 음식을 내려 보내지 말라고 말하고 있는 것이다. 트림이 나오기 전에 먹기를 멈춰야한다.

음식 섭취를 제한하는 또 다른 방법은 1인분의 양을 조절하는 것이다. 당신이 원한다고 생각하는 만큼이 아니라 당신이 원하는 만큼 먹는 것이다. 더 작은 접시를 선택함으로써 이렇게 할 수 있다. 큰 접시는 음식의 양을 적어 보이게 하는 반면, 작은 접시에 담긴 음식은 꽉 차 보이고 심리적으로도 만족스럽고 마음의 허기도 채워준다.

단순하게

집에서는 작은 접시의 단순함 대신 단순한 메뉴를 시도해 볼 수 있다. 내가 사는 마이소르 카르나타카를 포함한 대부분의 남인도 지방에서, 식단은 주로 라삼, 삼바, 쌀 그리고 채소들로 구성된다. 우리는 또한 주로 코삼바리 같은 샐러드를 많이 먹는데, 이것은 머스타드 씨앗과 양념된 쪼갠 펄스콩으로 만든다. 우리가 사용하는 레귬콩류는 주로 벵갈녹두와 그린녹두인데, 이것을 비트, 오이와 당근 같은 채소와 갈아 섞는다. 우리는 샐러드에 넉넉한 양의 뿌리채소를 섬유질이 풍부한 새싹채소, 바나나줄기와 함께 넣는다. 우리는 식습관을 복잡하게 만들지 않는다.

우리의 음식은 멋있지 않다. 그러나 그것은 단순하고 신선하고 건강에 좋다. 남인도 전역에서 당신은 비슷하게 균형 잡힌 식단을 볼 수 있을 것이다. 탄수화물은 붉은 쌀과 라기볼로, 단백질은 수수기장과 달(dal)로, 비타민과 미네랄은 채소와 과일로, 지방은 기(ghee)로부터 얻을 수 있다. 남인도의 단순한 음식은 완벽하게 균형이 잡혀있고, 몸이 필요로 하는 모든 것을 가지고 있다.

당신의 음식에 대해 생각해 보자. 그러나 너무 오래 생각하지 말 것. 건강한 식사를 어떻게 시작할지 모르겠다면 집에서 늘 만드는 음식에서 시작하면 된다. 그림판에 당신의 주된 음식메뉴를 그려놓고, 더 건강한 옵션들로 대체하기 시작하면 된다. 조리기름을 더 건강한 기름으로 바꾸고 (저온추출, 가공되지 않은 유기농 기름. 특히 발연점이 낮은), 흰 쌀 대신 붉은 쌀로, 보통 채소보다는 유기농 채소로 바꿔본다. 일단 이렇게 해보고 나서 다른 음식들과 식단들로 바꿔 적용해서 다시 시도해보자. 대부분의 사람들은 이 단계들을 지나친다. 당신이 한 가지 방법으로만 늘 먹어왔다면 이 개선과정들이 너무 어려울 것이기 때문이다.

어떤 이들은 이 단순한 단계들이 재미없다면서 멋있는 외국 재료로 곧장 건너뛰는데, 이것은 결국 지속하기 어렵게 된다. 전 세계가 좁아지는 이 시대에, 이러한 식습관으로 돌아가는 것은 지속 가능한 삶으로 나아가는 것을 의미한다. 높은 수준의 음식 수요가 일년 내내 지속된다면 이것은 물 문제를 유발하고 생물의 다양성을 잃게 할 것이다. 또한 이렇게 되면 농약이 포함된 음식이나 유전자가 조작된 음식을 먹을 위험이 높아지고, 우리의 몸과 환경에 독을 증가시키는 결과를 가져온다.

음식을 복잡하게 만들지 말 것. 대대로 내려오고 확실히 믿을 수 있는 깨끗한 식습관 전통을 고수할 것

전통적인 방식으로 먹기

약 400년전 포루투갈 사람들이 안드라 프라데쉬에 토마토를 가져왔다. 토마토는 곧 소화를 돕고 신맛을 내기 위해 레귬콩에 넣어오던 타마린드를 밀어냈다. 그리고 곧이어 마을 전체에 불소증(영구적 기형을 유발하는 병)이 번졌다. 이 지역의 물에는 자연발생적으로 많은 양의 불소가 있었다. 나중에 이뤄진 연구에서 타마린드가 불소와 결합

하여 몸에서 불소증이 발생하는 것을 막아왔다는 것을 알아냈다.

오늘날 우리는 비슷한 경향들을 본다. 높아지는 소득과 국제문화에 대한 접근으로 인도인들은 더 자주 외식을 한다. 이제 우리는 피자, 파스타, 튀김 그리고 햄버거를 항상 열망하고 있다. 정크푸드가 많은 서양식 식사를 좋아하게 되면서 전통적인 음식과 조리법은 버려지고 있다. 이것은 우리가 서양음식을 먹는 것이 사회적, 경제적 계단을 오르는 것으로 주로 생각하기 때문이다. 나는 이처럼 미친 생각을 들어본 적이 없다.

마이소르에서 학기가 시작될 때, 나는 많은 서양 학생들이 도사(dosa)[43]와 이들리(idli)[44]를 먹는 것을 본다. 그러나 결국 이 음식들은 그들에게 맞지 않게 된다. 그들은 위경련, 소화불량을 겪고 설사를 한다. 매운 음식에 익숙지 않은 위장이 어떻게 한 학기 만에 적응할 수 있겠는가? 나 또한 외국음식을 먹지 않는다. 나는 아이들 때문에 때때로 피자를 먹지만 내 몸에 맞지 않고 느낌도 좋지 않다. 나는 심지어 북인도의 음식도 먹지 않는다. 가끔 먹는 로티(roti)는 나쁘지 않지만 나는 오후에 쌀밥을 먹어야 한다.

전 세계에 걸친 요리법은 단순한 이유 때문에 다르게 발달해왔다. 그것은 바로 생산물을 얻을 수 있는 가능성이다. 그리고 우리의 식단은 우리가 사는 장소와 기후에 따라 다르고, 우리의 선조들이 단

43 도사 : 쌀가루로 만드는, 인도 남부 지역의 팬케이크
44 이들리 : 인도식 떡

백질이 풍부한 음식을 먹었느냐 섬유질이 풍부한 음식을 먹었느냐에 따라 다르다. 기후, 지형 그리고 특정 음식을 얻을 수 있는 가능성의 여부가 당신의 접시에 있는 음식을 결정한다. 그리고 또한 '유전적 기억'이라는 것이 있다. 칼 융은 태어날 때부터 선조로부터 DNA를 통해 주어지는 기억이 있다고 했다. 그것이 지금의 우리를 만든 것이다. 우리가 어떻게 보고, 행동하고, 기능을 수행하고, 소통하고 그리고 환경에 반응하는지를 만든 것이다. 현대화는 우리의 유전적 기억을 무시하게 만들었고, 조상들의 식단으로부터 우리를 멀어지게 했고, 전 세계에 걸쳐 당뇨병, 비만 그리고 심장질환을 유발했다. 저널리스트인 마이클 폴란은 다양한 전통 음식을 먹는 사람들은 일반적으로 만성 질환을 앓지 않는다고 했다. 이 식단들은 전반적으로 지방 비중이 높은 곳부터(그린란드의 이누이트는 해양동물의 지방으로 산다) 탄수화물 비중이 높은 곳과(중앙 아메리카의 인디언은 옥수수와 콩으로 탄수화물을 얻는다) 단백질 비중이 높은 곳까지(아프리카의 마사이족은 주로 가축의 피와 고기, 우유로 단백질을 얻는다) 다르게 펴져있다.

선조로부터 내려오는 음식은 당신의 몸에 잘 맞고 오래 살 수 있게 한다. 오래된 전통을 따르고 조부모로부터 내려온 요리법을 생각없이 버리지 말아야 한다. 심지어 우리의 음식은 이웃이 먹는 음식과도 다르다.

우리가 전통적인 음식을 고수한다면, 그것은 자동적으로 계절 산물을 먹는다는 것을 의미한다. 여름엔 망고, 겨울엔 오렌지를. 여름엔

박, 겨울엔 당근과 양배추를. 계절 음식은 신선하기 때문에 우리에게 가장 많은 영양소를 제공한다. 계절마다 얻을 수 있는 과일과 채소를 조사해보고 장을 볼 때 그것들을 선택해 보자.

~~~

인류가 존재한 이래로 고대 그리이스와 마하바라타[45], 라마야나[46]의 서사 영웅들 시절부터 우리는 영원불멸을 갈망해왔다. 이것은 고대 영웅들의 이야기일 뿐이라고 생각할 만큼 정말로 어려운 것일까?

솔직히, 내가 할 수 있다면 당신도 할 수 있다. 나는 건강으로 가는 여정의 가장 중요한 첫 번째 단계를 당신에게 알려주었다. 이제 요기들이 먹는 방법과 그들을 남다르게 만든 방법들을 살펴보자.

45 마하바라타 : 옛 인도의 대서사시
46 라마야나 : 고대 인도의 2대 서사시 중 하나
~~~

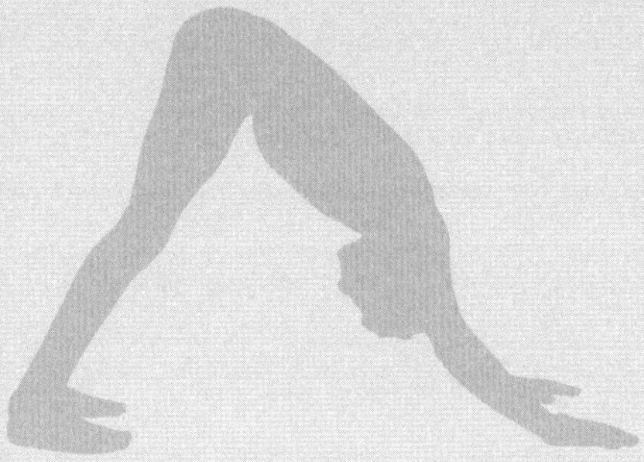

2

요기(Yogi)처럼 먹기

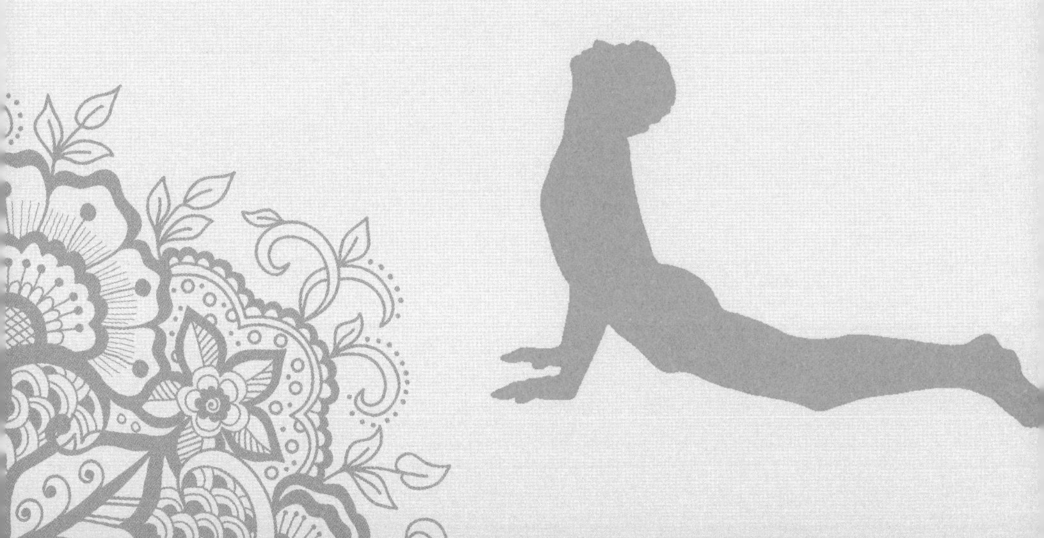

당신은 지난 장에서 이야기했던 변화들 때문에 주눅이 들었을 수도 있다. 그러나 이것은 '나이 들지 않는 당신'을 발견하는 여정을 돕기 위한 것이다. 요기의 식사 비밀은 단순하게 어떤 음식이 치유력이 있고, 가볍고, 영양가 있고 에너지로 가득차 있는지에 집중하는 것이다. 우리는 우리를 예리하게 집중하게 하고 마음을 깨끗하게 하는 음식을 먹어야한다.

다음 페이지에서 우리 할아버지와 가족들과 내가, 그리고 여러 세대 동안 어떻게 먹어왔는지를 당신에게 얘기하려 한다. 우리가 어떤 식으로 건강하고 전통적이고 유익한 방법으로 필수적인 요소들을 섭취하는지 이해를 돕기 위해 아내의 도움을 받아 몇 가지 요리법을 첨가했다. 이제 우리는 요기들이 어떻게 먹는 지를 보게 될 것이다.

요기[47](Yogi)들은 무엇을 먹을까

요기들의 식사를 구성하는 주요 음식들은 이렇다. 이 음식들 중 어떤 것은 신성하다. 왜냐하면 그것들은 건축물의 벽돌처럼 모든 에너지와 인간의 생명을 구성하는 것이기 때문이다.

47 요기 : 요가 수행자

1. 요기들은 땅 위에서 자라는 음식을 먹는다

"잘못된 식습관을 가진 자는 요가를 하기에 알맞지 않다"라고 크리쉬나마차리야 선생님께서는 『요가 마카란다』[48]에서 말씀하셨다.

그러므로 요기들은 올바른 방법으로 올바른 음식을 섭취해야 한다.

아유르베다에서 인간들은 세 가지 기본 기질 또는 구나[49](gunas)로 되어있다고 한다. 이것들은 타마스(어둠 tamas), 라자스(활동성 rajas), 그리고 사뜨바(순수함 sattva)이다. 이 구나들은 어떤 사람이 가질 수 있는 성격, 행동 그리고 마음의 기질을 좌우한다. 구나들은 또한 우리가 먹는 음식의 결과일 수 있다. 예를 들어 사뜨빅 음식을 먹으면 즐거워진다. 이 음식들은 레귬콩, 곡물, 과일, 덩굴 채소 그리고 새싹들이다.

라자스 음식들은 보통 자극적이고 구미가 당기는 맛이다. 그리고 공격성, 자존심, 열정, 통제의 감정들을 끌어 올린다. 예를 들어 초콜릿과 커피는 잘 알려진 자극적인 음식이다. 여담이지만 커피와 초콜릿은 모두 폴리페놀 또는 항산화물질을 포함하고 있어, 적당량을 섭취하면 좋은 음식이다. 라자스 음식에는 연어, 참치, 계란, 닭고기, 술, 차, 설탕이 있다.

타마스 음식들은 주로 너무 조리되었거나 튀긴 음식이고 적색 고기, 가공육을 포함한다. 이 음식들은 게으름, 성욕, 탐욕 그리고 소유

48 요가 마카란다 : '요가의 정수' 라는 뜻으로, 1934년 크리쉬나마차리야가 쓴 요가책

49 구나 : '속성,특징,기질

욕을 자극하고 소화하기 힘들다.

누구나 세 구나 모두를 혼합하여 가지고 있는데 한 두 가지를 선호하거나 과도하게 가지고 있다. 이상적으로는 우리가 고요하거나, 적극적이거나, 활동적이거나, 창조적이거나, 안정적일 필요가 있을 때 여기에 맞게 다른 비율로 세 구나들이 우리의 식사에 있어야 한다. 라자스와 타마스 음식들을 과하게 먹었을 때 우리 마음은 어떤 구나가 균형이 안 맞았는지에 따라 폭력적이거나 게으르게 된다. 라자스 음식에는 양파, 마늘, 커피, 차, 술이 있는데, 과하게 먹으면 차분하지 못하고, 화가 나고 격정적이게 된다. 타마스 음식에는 고기, 유제품, 가공식품이 있고 우리를 둔하고 무기력하게 만든다.

요기들은 사뜨빅 음식을 먹는다. 이 음식은 우리를 활력 있게 하고, 발걸음을 가볍게 하고, 창조적이고 새롭고 건강한 생각으로 충만하게 한다. 이 음식은 요가 수련을 돕고 마음을 기민하고 활동적으로 만든다. 이것이 요기들이 건강한 근본적인 이유다.

어떤 채소가 사뜨빅인지 구별하는 쉬운 방법은 그것이 땅 위에서 자라는지 땅 아래에서 자라는지를 보는 것이다. 땅 위에서 자라는 것은 보통 사뜨빅이고, 땅 아래에서 자라는 것은 대부분 라자스다.

오늘날 대학들과 의사들의 연구에서 채식주의자가 더 오래 산다는 것을 증명하고 있다. 파기다바드에 있는 '트랜스내셔널 건강과 기술' 협회는 채식을 더 많이 하는 시골 농부의 장기에 그람양성 항염증 박테리아가 더 많이 있다는 것을 발견했다. 그람양성 박테리아는 질병을 일으키는 그람음성 박테리아에 비해 인체에 유익하다.

또 다른 연구에서 채식주의자는 포화지방과 콜레스테롤을 덜 섭취한다고 한다. 채소에는 비타민C와 E(심장이 잘 뛰게 하고, 면역체계를 강하게, 눈을 밝게, 폐를 강하게 한다), 식이섬유(규칙적으로 아침에 볼일을 잘 보게 하고, 속이 더 오래 든든하게 느끼게 한다), 엽산(적혈구를 생산한다), 칼륨, 마그네슘이 풍부하다. 그리고 뇌 건강을 증진시키고 항염증 기능이 있다고 한다. 우리는 모두 색깔이 있는 과일과 채소에 식물성 화학물질이 있고 산화방지 성분과 카로테노이드의 동력원이 되는 플라보노이드가 있다는 것을 알고 있다. 당근에는 이런 성분들이 있어 눈에 좋다. 그래서 색깔 있는 채소와 과일들이 심장질환이나 심지어 암 예방을 위해서도 권해진다.

저널리스트인 마이클 폴란은 음식에 관해 간단한 규칙을 몇 단어로 말했다.

'음식을 먹어라, 너무 많지 않게, 대부분 식물로.'

2. 쌀

인도인들은 기원전 2000년부터 쌀을 먹어왔다. 우리는 쌀을 사랑해서 접시에 아름답고 하얀 산처럼 쌀을 담아서 먹는다. 그래서 우리 언어에서 쌀은 자주 식사라는 의미로 사용된다. 쌀은 그 날의 육체적 노동을 위해 에너지 공급을 위한 탄수화물을 제공하는 우리 식사의 주요 곡식이다. 쌀은 달콤하고 시원하다. 쌀은 피타를 치유하고 바타를 자극한다. 아플 때 우리는 치료 음식으로 키치디(khichdi)를 먹는다.

전통적으로 생리중인 여성, 어린이와 노인들은 신진대사를 촉진시키는 쌀물(water rice)을 마셨다. 정미가 안 되어 껍질이 있는 현미에는 영양소가 많이 있고 정미를 하면서 중요한 영양소들이 없어진다.

나의 할머니께서도 쌀물을 드셨다. 쌀의 녹말은 놋쇠 솥에서 쌀을 지을 때 만들어진다. 여기에 소금, 기, 머스타드 씨앗과 고수를 첨가한다. 오늘날 우리는 압력밥솥으로 밥을 하기 때문에 건강한 쌀물을 잃고 있다. 쌀물은 전통적인 방법으로 얻을 수 있다. 이 영양가가 많은 액체는 에너지를 공급하고, 뱃속을 치유하며 탈수와 설사를 예방한다. 아래의 단순한 조리법에 열정을 추가하고 레몬과 크런치 차나 달(chana dal)을 곁들여 보자.

짜릿한 레몬 라이스

재료

조리된 쌀 1컵

땅콩기름 3 티스푼

머스터드 씨앗 1/4 티스푼

차나 달(chana dal) 1/4 티스푼

우라드 달(urad dal) 1/4 티스푼

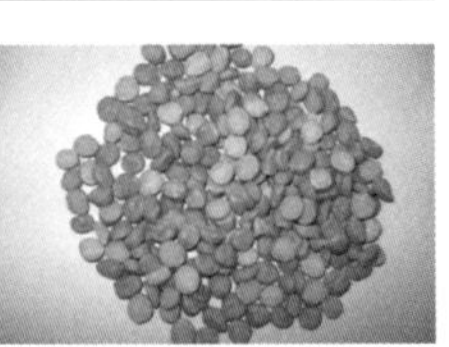

차나 달(chana dal)

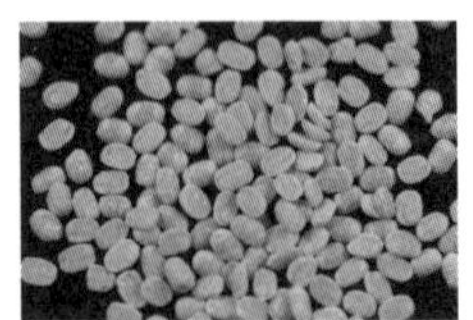

우라드 달(urad dal)

그린 칠리 4개

중간 크기 양파 2개

커리 잎 1/4컵

고수 잎 (고명을 위한)

레몬 1개의 즙

히말라야 핑크 소금 (맛을 내기 위한)

방법

- 쌀을 끓이고 옆에 둔다.
- 카다이 팬 (kadai pan)에 오일 3스푼을 넣는다. 이것을 데우고, 머스터드 씨앗을 넣고, 칙칙거리며 끓을 때까지 기다린다.
- 다진 그린 칠리와 양파를 넣고 양파가 누렇게 될 때까지 볶는다. 소금과 레몬즙을 넣는다.
- 마지막으로, 조리된 쌀과 우유를 넣고 잘 섞는다. 고수 잎(coriander)과 커리 잎으로 고명을 얹는다. 레몬 라이스 완성.

팁: 레몬 라이스에 변화를 주기 위해 양파 대신 완두콩과 고추로 대체할 수 있다.

3. 우유

나의 할아버지와 크리쉬나마차리야 선생님께서는 우유를 사랑하셨다. 그분들은 하루에 두 잔의 우유를 드셨다. 나는 매일 따뜻한 우유 한 잔을 바담(badam)과 케사르(kesar)와 건강에 좋은 첨가물과 양

넘을 넣어서 자기 전에 마신다.

우유는 힌두교 예식에서 사용하는 다섯 음식들인 판참리타(panchamrita)의 요소들 중 하나다. 우유는 사뜨빅이다. 쌀과 함께 우유는 인도의 식사에서 주된 음식이다. 우유는 세포조직에 영양분을 공급하고 도샤들의 균형을 돕는다. 우유는 또한 뼈를 이루는 칼슘의 공급원이다.

오늘날 우유는 현대 음식 담론에서 나쁜 명성을 가지고 있다. 불행히도 불순물과 농약이 소화를 어렵게 만들었다. 오늘날 우유는 저온 살균되기 때문에 생우유의 모든 유익함이 눈에 띄게 사라졌다. 아유르베다에 의하면, 소에서 갓 짠 따뜻한 우유는 소화하기에 쉽다. 그러나 우리 모두가 그것을 구할 수는 없다. 가능한 한 토종 소에서 나오는 건강한 유기농 유제품을 찾아보자.

우유는 진하고 무겁고(기름기 있고) 소화가 느리다. 우유에 사프란이나 투르메릭(turmeric), 흑후추와 계피 등을 첨가해 따뜻하게 마시면 부작용을 일으키는 점액이 줄어들어 소화가 잘 된다.

우유에 있는 유당을 소화하기 어렵다면(유당을 분해하는 유당효소가 없다면 소화가 어렵다) 코티지 치즈(cottage cheese, 유당이 소화가 쉬운 유당산으로 바뀐다)나 집에서 만든 요거트, 기를 먹어라. 소화를 돕는 따뜻한 우유를 마셔라. 수면을 돕기 위해 자기 전에 따뜻한 우유를 마셔라. 그러나 마시고 나서 잘 때 까지는 적어도 한 시간을 기다려야 한다.

매운 식사를 하고 나서 먹기에 완벽한 맛있는 디저트 요리법을 소개한다.

세미야 파야삼 (버미첼리 vermicelli 우유 디저트) 레시피

재료

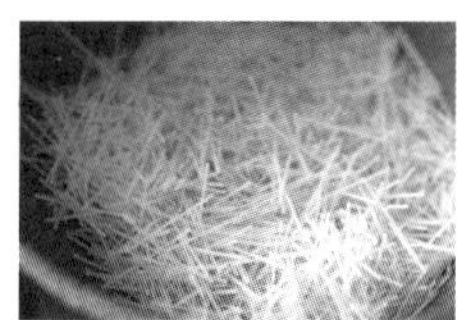
세미야

볶은 세미야 250그램

우유 1과 1/2리터

기 3 테이블스푼

캐슈넛 10개

건포도 8개

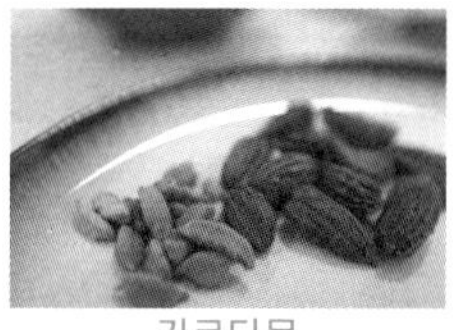
카르다몸

그린 카르다몸(green cardamom) 가루 3/4 스푼

설탕 또는 야자즙 조당(jaggery) 225그램

방법

- 냄비에 우유를 넣고 약간 걸쭉해질 때까지 계속 끓인다.
- 세미야를 우유에 넣고 세미야가 약간 부드러워질 때까지 6분에서 7분 동안 끓인다.
- 카르다몸 가루와 설탕 또는 야자즙 당을 넣고 몇 분 동안 끓이다. 잘 섞는다.
- 작은 팬에 기를 데운다. 캐슈넛과 건포도를 넣고 캐슈넛이 누렇게 될 때까지 볶는다. 불을 약하게 한다. 이렇게 섞은 것을 파야마에 끼얹는다. 잘 섞고 뜨거운 상태로 먹는다.

4. 기(Ghee)

정화된 백색 버터에서 만들어진 기는 판참리타(panchamrita)를 만드는 다섯 성분들 중 하나다. 이제 기는 서양인들의 상상력을 사로잡아 '마법의 기'라고 일반적으로 불린다.

나의 할아버지께서 말씀하기시를,

'기는 지성을 키우고, 우유는 우리의 수명을, 감자, 브린잘(brinjal), 토마토와 같은 채소들은 우리의 질병을, 살코기는 비만을 키운다' 라고 하셨다.

이것은 매일 먹는 한 두 스푼의 기는 마음을 예리하게 하며, 오래 살기를 원한다면 우유를 마시라는 의미다.

남부 인도에서 기는 흔한 가정식 재료다. 삼바(sambar)에 (달, 채소, 타마린드, 강황과 다른 향신료들 같은 여러 종류의 이로운 재료들로 가득 차 있는) 맛을 내고 건강을 위해서 필수적인 재료가 한 가지 있다. 바로 기다. 많은 양의 기를 소비하는 인도 시골의 남자들은 관동맥성 심장병의 발병이 낮다고 알려져 있다. 집에서 우리는 기만큼 오일을 사용하지는 않는다.

기는 몸과 관절을 부드럽게 하고, 건강과 낙산(butyrate acid), 짧은 사슬지방산의 원천이고, 장에 영양을 공급하고 염증을 줄임으로써 위벽 건강에 탁월하게 좋다.

장에 있는 이로운 박테리아를 증가시키고 결장에서 건강한 배변을 돕는다.

과도한 바타(vata)를 가진 사람이나 변비와 고창(속이 부글거리는)을 가진 사람은 일상 식단에 기를 넣어봐야 한다.

기는 믿을 수 있는 곳에서 얻거나 집에서 만드는 것이 아주 중요하다. 상업적으로 제조된 기에는 심장병을 일으키는 불순물이 있을 위험이 있다. 순수한 기는 절대 그런 문제를 일으키지 않는다.

조이스 집안의 비법 (Jois household tip) :

변비가 있다면 밤에 20~30ml의 기를 데워서 마신다. 이렇게 하면 배변에 도움이 된다.

5. 커드(Curd)와 피클

당신의 장(腸)은 좋은 것들과 나쁜 것들이 세심하고 균형 있게 배분된 미생물 세계에 살고 있다. 세계의 다른 것들과 마찬가지로 균형은 당신의 몸이 건강하게 기능하기 위해서 아주 중요하다. 좋은 박테리아는 나쁜 박테리아가 지배할 때 발생하는 염증과 감염으로부터 당신을 보호한다. 나쁜 박테리아가 지배한 상태를 장내 세균 불균형 상태라고 한다.

식중독, 가공식품과 알코올중독 또는 항생제 치료는 장에서 좋은 박테리아를 감소시킬 수 있다. 나쁜 박테리아의 증가로 장총(gut flora)이 뒤집힐 때 음식은 창자에서 부패하기 시작하고 복부팽창, 변비, 캔디다(candida, 균의 일종), 위식도역류, 위산역류 같은 소화문제를 일으킨다.

발효 음식으로 당신의 면역체계를 강화해야 한다. 활생균 음식으로부터 얻은 우호적인 박테리아로 가득 찬 건강한 장은 염증과 알레르기로부터 자가면역질환까지 모든 것을 다스릴 수 있다.

다히[50](Dahi)는 인도의 발효 음식들 중에서 스타 같은 존재다. 가볍고 시원한 피타음식은(pitta-cooking) 인도인의 식단에서 중요한 부분을 차지한다. 음식을 사랑하는 사람들을 위한 K.T.아차야(Achaya)의 바이블 『인도 음식: 역사적인 동반자(A Historical Companion)』에서 저자는 말하기를, 악바르[51]는 모든 식사를 커드와 라이스로 시작했다고 했다. 이것은 커드로 식사를 끝내는 습관에 대한 흥미로운 이야기다. 집에서 우리 가족은 식후마다 커드 라이스를 먹는다, 특히 매운 음식을 먹어서 소화가 방해된다면 더욱 그렇다.

모든 인도 가정에는 다히를 그릇에 담는 그들만의 방법이 있다. 우리는 집에서 다히를 만들던 관습으로 돌아가야 한다. 테트라팩(tetrapack, 마분지로 된 음료수 팩) 같은 생분해되지 않는 물질에 담아 팔거나, 설탕과 방부제 같은 첨가물을 넣어 포장된 요거트는 피하는 것이 좋다.

우유가 발효되는 동안 젖산이 되므로 유당분해를 못하는 사람들은 요거트를 섭취함으로써 소화를 쉽게 할 수 있다. 요거트 또한 칼

50 다히 : 인도의 전통적인 요거트
51 악바르 : 인도의 무굴(Mogul)제국 황제(1556-1605).

슘의 좋은 원천이다.

주의사항을 말하자면, 다히는 카파(kapha)를 가지고 있어 무거우므로 밤에는 피해야 한다. 일몰 후 몸에서 카파가 증가하기 때문이다. 또한 겨울에도 다히를 피해야 한다. 이것은 몸을 차갑게 하기 때문이고, 추운 날씨에 소화가 안되고 몸 내부에서 부패를 야기할 수 있기 때문이다.

발효된 쌀로 만든 도사와 이들리는 우리 식단에서 활생균이 풍부한 주요 음식이다.

커드 라이스 조리법

재료

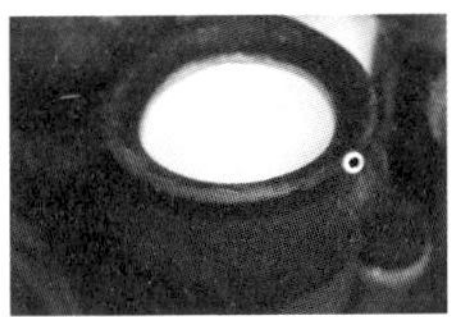
다히

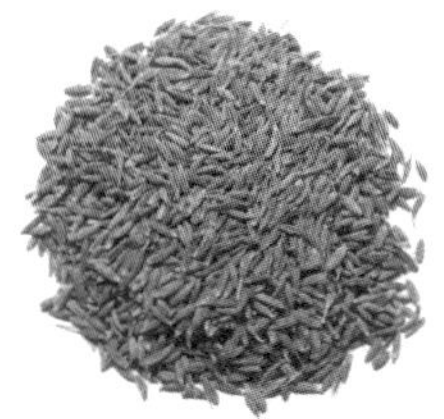
쿠민 씨앗

조리된 쌀 1컵

신선한 커드 1컵

우유 1/2컵

히말라야 분홍 소금 (맛을 내기 위한)

그린 칠리 2개

머스터드 씨앗 1/2 티스푼

쿠민(cumin) 씨앗 1/2 티스푼

기 2 티스푼

고수잎 1/4컵

석류 1/2컵

씨 없는 그린 포도 1/2컵

방법

- 큰 그릇에 조리된 쌀, 커드, 유유, 소금, 고수잎, 석류, 그린 포도를 넣고 잘 섞는다.
- 작은 팬에 기름 데우고, 머스터드 씨앗을 넣는다. 머스터드 씨앗이 칙칙거리면 쿠민 씨앗과 그린 칠리를 넣는다.
- 2분 동안 볶고 커드 라이스에 부어 잘 섞는다.

김치, 사우어크라우트(sauerkraut, 독일식 김치) 같은 다른 발효식품들 역시 일반적으로 소화불량이라고 알려진 낮은 위액 분비 효과를 줄여 위장의 pH 균형을 돕는다.

피클은 인도와 세계 어디에서나 기나긴 역사를 가지고 있다. BC 2030년에 오이피클이 히말라야에서 티그리스 계곡으로 수송되었다. 클레오파트라의 미모도 피클을 먹은 덕분이다.

절임음식(약간의 히말라야 분홍 소금과 기름으로)은 활생균의 풍부한 원천으로 알려져 있고 고대 인도의 관습이다. 집에서 만든 피클은 소화과정을 시작하는 입에서부터 소화 효소의 분비를 돕는 효과가 뛰어나다. 절인 그린망고 또는 아말(amals)에는 비타민 C가 풍부하고 식사에 짭짤한 반찬을 제공해 준다.

절일 때 기름 대신 소금물을 베이스로 한 조리법을 선택한다. 기름을 사용할 때는 정제 기름보다는 저온추출 기름을 선택한다. 정제된 설탕대신 야자즙 당으로 바꿔서 사용할 수 있다. 당뇨병이 있거나 고혈압이 있으면 기름이나 짠 피클을 피해야 한다. 피타가 과한 사람들 또한 피클을 피해야 한다. 피타는 열이 나는 도샤이기 때문이다.

생 망고 피클

이 생망고 피클 조리법은 조이스(Jois) 집안의 특별 비법이다.

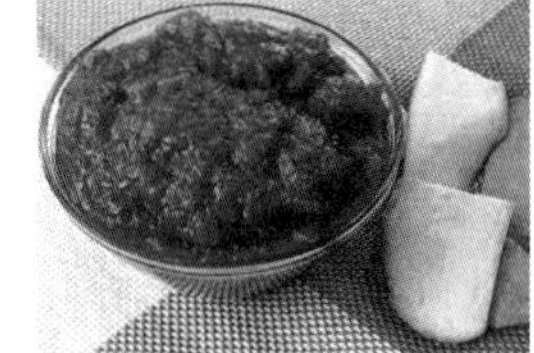
망고 피클

재료

생망고 1kg

머스터드 씨앗 75gm

빨간 칠리 300gm(으깬것 200gm, 으깨진 않은것 100gm)

강황 가루 2 티스푼

히말라야 소금 (맛을 내기 위한)

아위(asafetida) 1 티스푼

도자기 단지 (전통적 피클 단지)

양념

오일 4 티스푼 (완전히 유기농, 정제되지 않은 머스터드 오일)

머스터드 씨앗 1/2 티스푼

방법

- 껍질 채 사용할 것이기 때문에 망고를 잘 씻는다. 망고를 깍두기 모양으로 썬다. 피클 단지에 넣는다.

- 마살라(masalas), 으깬 빨간 칠리, 머스터드 씨앗, 강황을 함께 가루로 만든다.
- 망고에 소금을 넣고 잘 섞는다.
- 마살라 가루와 아위를 넣고 잘 섞는다.
- 오일을 가열하고 머스터드 씨앗을 넣는다. 그리고 칙칙하는 소리가 날 때까지 가열한다.
- 식힌 다음 망고 단지에 넣고 잘 섞는다.
- 망고 단지의 뚜껑을 닫고 삼일 동안 놔둔다.

6. 코코넛

새 집을 축복하는데 사용하고 결혼을 서약할 때 깨기도 하는 코코넛은 인도에서 신성하게 여겨져 힌두 종교 의식에서 많이 사용된다. 이것이 남인도 식사에서 많이 쓰이는 것을 보는 것은 놀라운 일이 아니다. 우리 집에서는 코코넛 오일이 모든 요리에 사용된다. 샐러드와 채소부터 쳐트니(chutney)까지 모든 요리가 코코넛 오일로 만들어지고 코코넛 미트 또는 우유로 음식을 장식한다. 렌틸콩(lentils)도 때때로 코코넛 오일로 요리한다.

코코넛은 열대 지역에서 구하기 쉽기 때문에 이 지역에 사는 우리에겐 축복이다. 이것에는 좋은 콜레스레톨을 증가 시키는 자연산 포화지방이 가득 차 있다. 코코넛에는 신진대사를 북돋고 지방을 줄여주는 중간사슬지방산이 있다. 코코넛 과육은 비타민 B로 채워져 있고 단백질의 원천이 된다. 그리고 물을 마신 후에 먹어야 한다.

코코넛 물(coconut water)은 여름에 아주 뛰어난 음료수다. 여기 마이소르에서 당신은 어디서나 코코넛 물을 파는 판매상을 볼 수 있을 것이다. 전해액과 산화방지제가 가득하고 신선하다. 코코넛 물은 수분을 채워주고 해독을 하기 때문에 아플 때 아주 좋다. 그러나 겨울에 많이 마셔서는 안 된다. 바타가 높아서 가래와 감기와 기침을 유발하기 때문이다.

간 코코넛을 뿌린 음식이나 그린 칠리와 머스터드 씨앗을 곁들인 쳐트니는 남부지방 대부분의 정찬에서 주요 음식이다. 우리가 매일 만드는 맛있는 코코넛 쳐트니의 조리법을 소개한다.

코코넛 쳐트니(coconut chutney) 조리법

재료

코코넛 쳐트니

신선한 간 코코넛 1컵

그린 칠리 4개

볶은 쪼갠 차나 달 또는 벵갈 그램(Bengal gram)

고수 잎 1/4컵

커리 잎 1/4컵

타마린드 페이스트 1 티스푼

양파 1개 (선택)

오일 1 티스푼

우라드 달 1/4 티스푼

머스터드 씨앗 1/4 티스푼

히말라야 분홍 소금 (맛을 내기 위하여)

방법

- 팬에 오일 1 티스푼을 넣고 데운다.
- 그린 칠리를 넣고 3분 동안 볶는다. 그린 칠리가 튈 수 있기 때문에 뚜껑을 조심스럽게 닫는다.
- 신선한 간 코코넛을 넣고 5분 동안 볶는다.
- 식힌 후 타마린드 페이스트, 소금, 고수 잎, 커리 잎, 볶은 쪼갠 달을 함께 갈고 물을 넣는다. 거친 질감이 있게 해야 한다.
- 팬에 오일을 스푼으로 떠서 넣고, 머스터드 씨앗을 넣는다. 그리고 칙칙거릴 때까지 열을 가한다.
- 우라드 달을 넣고 누르스름해질 때까지 볶는다. 이것을 쳐트니에 붓고 잘 섞는다. 도샤, 이들리 또는 짜파띠(chapatti)와 함께 대접한다.

7. 야자즙 당 (Jaggery)

고타마 붓다가 명상을 끝낸 후 처음 먹었던 음식이 야자즙 당을 곁들인 파야삼[52](payasam)이라는 전설이 있다. 야자즙 당은 약간만 먹었을 경우, 특히 약하고 영양이 부족할 때, 뛰어난 에너지의 원천이

52 파야삼 : 쌀로 만든 인도의 푸딩

된다.

어렸을 때는 단 것을 거절하는 법이 없다. 그리고 우린 때때로 아이스크림을 대접하기도 하지만 파야삼은 우리가 가장 사랑하는 단 음식이다. 이 단순하고, 맛있고, 전통적인 디저트는 버미첼리(vermicelli), 달 또는 으깬 쌀로 만들고, 코코넛, 카르다몸, 야자즙 당과 양귀비 씨앗으로 장식을 한다. 이것은 여름에 아주 좋은 청량음료다. 그러나 너무 많이 먹으면 양귀비 씨앗 때문에 약간 취할 수 있다. 아편을 양귀비 씨앗으로 만든다는 것을 잊지 말아야 한다.

인도에 사는 우리는 아주 많은 수의 비정제 당[야자즙 당이나 구어(gur) 같은 좋은 종류의]을 갖는 축복을 받았다.

소다, 디저트, 캔디, 흰 설탕 같은 정제된 인공적인 당과, 아침식사용 시리얼과 케첩 같은 가공식품을 많이 섭취하는 것은 극도로 해롭다. 이것들은 인슐린 통제를 악화하고 비만과 심장질환으로 연결되기 때문이다.

전통적으로 우리는 가정에서 야자즙 당으로 많은 요리를 준비하고, 야자즙당을 삼바에 첨가하기도 한다. 나는 나의 식단에서 과일이나 야자즙 당의 형태로 권장 당섭취량(2014년 WHO는 하루에 6티스푼 이상 섭취하지 말 것을 권했다)을 섭취한다. 야자즙 당은 정제된 설탕에 비해 복잡한 당이다. 그래서 소화되는데 더 오래 걸리므로, 가공된 흰 설탕과 반대로 몸에 더 오랜 시간 동안 에너지를 공급한다. 사탕수수 설탕의 가공되지 않은 파생물인 야자즙 당은 화학약품 없이 만들어지기 때문에 흰 설탕에 비해 비타민과 미네랄을 더 많이 함유하고 있다. 야자즙 당은 또한 가슴 울혈과 기침과 감기를 예방하는데 탁월하다. 음식에 약간 넣거나[나의 아내 쉬루티(Shruthi)가 만든 아래의 조리법을 참고], 식후 소화를 위해 티스푼으로 하나 먹는 것을 권한다.

야자즙 당이든 꿀이든 적당량을 섭취해야 할 것을 잊지 말자.

당근과 그린 콩 삼바(sambar)

재료

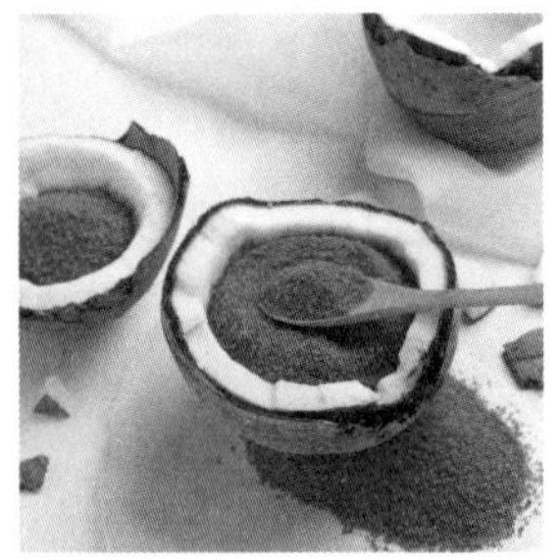
야자즙 당

당근 1/4 kg

그린 콩 1/4 kg

투어 달(toor dal) 1컵

차나 달(chana dal) 1/4컵

마른 레드 칠리 5개

양귀비 씨앗 1 티스푼

메티(methi) 씨앗 1 티스푼

계피 1개(스틱)

고수 씨앗 3/4 컵

신선한 간 코코넛 1과1/2 컵

간 야자즙 당 1 티스푼

타마린드 페이스트 2 티스푼

기 2 테이블스푼

머스터드 씨앗 1/2 티스푼

강황 가루 1/2 티스푼

히말라야 분홍 소금 (맛을 내기 위하여)

방법

- 당근을 작게 깍두기 모양으로 썰고, 그린 콩을 잘게 썬다.
- 투어 달을 두 번 씻어 압력 솥에 넣고 당근, 콩, 강황, 기 1 티스푼, 물 2컵을 넣고 끓인다.
- 압력 솥에서 삑 소리가 두 번 날 때까지 기다린 후, 불을 끈다. 식힌다.

삼바 가루

- 카다이(kadai)를 끓인다. 차나 달, 기 반 티스푼을 넣고, 달이 누렇게 될 때까지 볶는다.
- 메티 씨앗을 약간의 기와 함께 넣고 칠리가 바삭 해질 때까지 볶는다. 그 다음 양귀비 씨앗을 넣는다. 양귀비 씨는 빨리 볶아지므로 조심해야 한다.
- 기에 계피를 넣고 삼분 동안 볶는다.
- 이것을 식히고 간 코코넛과 같이 갈아 페이스트로 만든다.
- 조리된 달과 채소를 5분 동안 끓인다.
- 타마린드 페이스트, 소금과 야자즙 당을 넣고 다시 5분 동안 끓인다.
- 그 다음 삼바 가루 페이스트를 넣고 다시 10분 동안 끓인다.
- 마지막으로 기 1 티스푼을 데운다.

- 머스터드 씨앗를 넣고 칙칙 소리가 나게 끓인다.
- 삼바에 붓고 잘 섞는다. 쌀과 함께 뜨거운 상태로 대접한다.

8. 향신료(Spices)

1498년 바스코 다 가마(Vasco da Gama)의 부하들이 10달 간의 모험 후 캘리컷(Calicut)의 항구에 도착했다. 그들은 배에서 내려 '예수와 향신료를 위해' 라고 외쳤다.

후추 한 줄기에 대한 바스코 다 가마(Vasco da Gama)의 부하들의 요구가 캘리컷 궁중을 격분하게 했지만 통치자는 차분하게 이렇게 대응했다. '당신들은 후추를 가지고 갈 수 있지만, 절대 우리의 비를 가져갈 수는 없다' 라고. 후추는 케랄라(Kerala)의 장마를 필요로 하고, 이것 없이는 다른 어디에서도 살아 남을 수 없다는 것을 그는 알고 있었다.

역사를 통해 탐험가들은 인도의 향신료를 얻기 위해 위험을 무릅쓰고 대양을 항해했다. 향신료가 귀금속 보다 더 값어치가 나갔다는 것이 당연했다.

향신료는 단지 음식에 군침 도는 맛을 추가하는 역할만을 하는 것이 아니다. 인도 전역에서 많은 종류의 병들을 치료할 수 있는 놀라운 속성들을 가진 향신료들이 들어있는 요리들을 발견할 수 있다.

우파니샤드에서는 '땅에서 허브가 나오고, 허브에서 음식이, 음식에서 정자가, 정자에서 사람이 나온다' 라고 했다. 향신료는 우리 인간의 원천이다. 이것은 도샤들의 균형을 맞추고 음식의 본성을 소화가 잘 될 수 있게 바꾼다. 후추에 대해 잠시만 생각해 보자. 이 맵고 톡 쏘는 향신료는 카파와 바타를 줄이고 피타에 대항하여 오이 같이 찬 음식에 뿌려지면 찬 기운을 완화시킨다. 비슷하게 우유는 강황과 함께 데워서 가볍게 만들고 렌틸콩(lentils)에는 마법 같은 향신료인 강황을 뿌려 피가 탁해지는 것을 막는다.

조이스 집안의 비법

나는 아내에게 특별한 의학적인 특성을 가진 향신료 블랜딩의 리스트를 만들어 달라고 부탁했다. 지역 화학자들에게 치열한 경쟁을 가져올 수 있는 흔하게 발견할 수 있는 향신료들을 소개한다.

1. 알레르기와 기침 : 트리카투(trikatu)(롱 페퍼(long pepper), 생강과 후추)로 기침, 감기와 열병을 다스리는 훌륭한 약을 만든다.

2. 변비 : 향신료는 소화력을 매우 향상시키기 때문에 식전에 (분홍 소금과 생강), 요리 중에 (아위와 너트멕 nutmeg) 그리고 식후에 (회향 fennel) 사용된다. 아말라키(amalaki), 비비타키(bibhitaki)와 하리타키(haritaki)로 된 트리팔라(triphala)는 창자의 움직임을 도와 내부적으로 시스템을 정화한다. 너트멕(nutmeg, 우리 주방에서 보편적으로 사용되는 또 하나의 향신료)은 소화불량일 때 의료 목적으로 사용된다. 음식에 넣으면 인지 기능을 향상시킨다. 이 강한 풍미를 가진 향신료를 단 것을 먹고 싶을 때 먹는 케익 또는 차 같은 디저트에 사용해 보길 추천

한다.

3. 매일의 해독 : 생강은 '전 세계적인 치료제'이고 세 개의 모든 도샤들의 균형을 맞추고 조절한다. 생강즙, 레몬즙, 검은 후추와 강황을 따뜻한 물에 넣어 매일 아침에 마시면 소화액을 회복시키고 소화 시스템에서 독을 제거한다. 추출된 생강즙을 냉장고에 보관하라. 이 놀라운 긴급치료제는 많은 문제들을 치유한다. 생강즙은 두통, 메스꺼움을 치유하고 콜레스테롤을 정상화한다. 주스, 차 또는 강황과 레몬을 넣어 아침에 마시는 따뜻한 물에 티스푼으로 하나를 넣어 마신다. 또는 밤에 꿀과 함께 반 티스푼을 먹는다.

4. 항산화 차 : 카르다몸은 이뇨제이며 심장과 폐의 건강을 향상시킨다. 이것은 음식이 창자를 통과하는 것을 돕고 소화불량과 가스 차는 증상을 치유한다. 정향(clove)에는 항염증, 항세균 효과가 있다. 카르다몸 몇 개, 말린 후추열매 몇 개, 계피 한 개(스틱으로), 생강 한 조각을 물에 넣고 끓인다. 풍미를 위해 꿀을 추가한다. 꿀은 끓이지 않는다. 메스꺼움을 느낀다면 카르다몸을 그대로 먹을 수 있다.

5. 부상 : 강황과 기를 찰과상 또는 잘린 상처에 바른다. 또는 단순히 강황 가루를 찰과상, 긁힌 상처에 뿌리고 지켜본다. 벗겨진 피부가 즉시 치유되기도 한다. 약을 바르기 전에 상처 부위를 철저하게 씻는 것을 잊지 않도록 한다.

6. 피로 : 강력한 치유력이 있는 또 다른 뿌리는 사르사파릴라(sarsaparilla)다. 이것은 피로, 소화불량부터 간과 마른 버짐과 습진처

럼 피부에 나타나는 면역장애까지 모든 것에 도움이 된다. 이것은 또한 편두통에 뛰어나다. 소다 또는 우유에 소량(손 끝으로 집는 정도)을 넣거나, 동종 요법의 약 또는 아유르베딕 정제를 찾아본다. 의료목적으로 이것들을 섭취하기 전에 아유르베딕 의사에게 조언을 구해야 한다.

7. 위산역류 : 호로파(fenugreek), 민트, 쿠민, 회향과 함께 물을 끓인다. 이것은 위산역류와 밤새 땀 흘리는 증상에 대한 긴급 치료제다. 그리고 아침에 마시면 소화 시스템에 대한 일반적인 치료제가 된다. 호로파는 또한 혈당 수위를 조절하여 당뇨병에 도움이 된다.

요기는 양파와 마늘을 먹지 않는다

나의 할아버지와 성직자셨던 그분의 형제께서는 매우 영적인 분들이셔서 절대 마늘과 양파를 드시지 않으셨다. 힌두 전통에서는 브라만에게 양파와 마늘 같은 양념을 피하라고 한다. 이것들은 라자스와 타마스의 특징을 가지고 있어서 마음을 흥분시키고 깨달음으로 가는 길을 늦추기 때문이다.

개인적으로 나는 마늘을 좋아해본 적이 없다. 맛이 너무 강하고 냄새가 심해서 수련에 영향을 미치기 때문이다. 당신은 챈팅을 할 때 집중해야 하는데 이 때 발음이 매우 중요하다. 그러나 만약 마늘을 먹는다면 특정한 시기에 혀가 꼬일 수 있다.

산스크리트 문서에서는 마늘을 '역겨운 것' 또는 라후의(Rahu's) 잔여물이라고 한다. 그것이 라후(Rahu)가 참수형을 당했을 때 그의 피에서 솟아 나왔기 때문이다. 이것은 몸에 묘약이지만 마음 속에 타마스를 증가시킬 수 있고, 사람을 참을성 없게 하고 지나치게 자극할 수 있다.

반대로 아유르베다는 해로운 박테리아를 죽이고 콜레스테롤을 낮추는 기능 때문에 마늘과 양파를 사랑한다. 그러므로 양파와 마늘을 소량만 오직 의료적인 목적으로만 먹어야 한다. 음식과 같이 조리된, 또는 주스로 만들어지거나 생으로 먹는 양파는 심장을 자극하고 담즙 생산을 촉진하고 혈당을 줄인다.

조이스 가정의 비법 (Jois household tip)

- 귓병 또는 전염병을 치료하기 위해 마늘 두 개를 으깬다. 약간의 머스터드 오일에 넣고 끓인다. 식힌 후 귀에 넣는다. 이 진통제는 전염병을 막는다.
- 꿀과 생강즙을 섞는다. 티스푼으로 하나를 복용하면 열병과 감기를 치료한다.

샤랏의 파워 단백질 음료

나는 채식주의자들에게 아주 뛰어나고 강력한 단백질 음료를 권한다. 나는 이것을 언제나 채식주의자 학생들에게 추천하는데, 이들은 힘이 많이 드는 아쉬탕가 수련을 하기 때문에 단백질을 많이 필요로 한다. 또한 구리 그릇을 통해 철분을 얻을 수 있고, 달을 통해 기운을 얻을 수 있다.

재료

뭉 달(moong dal) 한 줌

물 1컵

야자즙 조당 1 티스푼

구리 그릇, 컵

시간: 밤 중. 자기 전에 이것을 준비한다

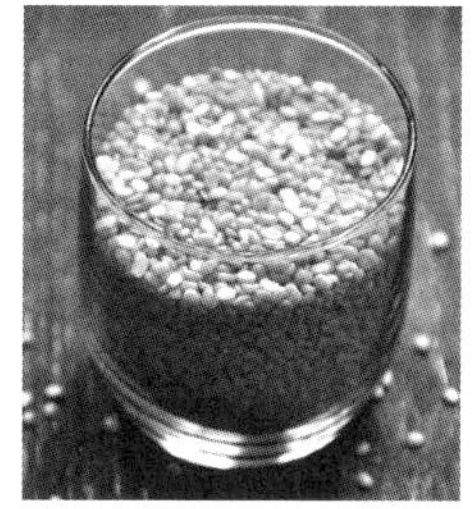

뭉 달(moong dal)

방법

- 뭉 달을 물이 더 이상 흰 색으로 되지 않을 때까지 여러 번 씻는다. 이 씻은 달(dal)을 구리 그릇에 있는 신선한 물에 담그고, 뚜껑을 덮고 하룻밤 재운다.
- 아침에 뭉 달, 물, 야자즙 조당을 믹서기에 넣고 갈아 스무디 음료처럼 만든다.

고기는 우리에게 나쁠까

이것은 외국 학생들이 가장 많이 묻는 질문이다. 고기를 먹는 것은 나쁜가?

나는 브라만 가정에서 태어났기 때문에 내 생애 한번도 고기를 먹어본 적이 없다. 달과 우유가 내 식단에서 동물성 단백질의 부족분을 보완한다. 그러나 나의 대답은 자주 사람들을 놀라게 한다.

물론 그렇다. 고기는 요가에 헌신하는 사람들에게는 나쁘다. 왜냐하면 (1)이것은 아힘사[53]의 근본원리에 반한다. 그리고 나는 기억과 감각과 감정을 가지고 있는 다른 생명체를 죽여서 먹는 것에 강력하게 반대한다. (2)이것은 우리를 불안정하게 하고 무기력하게 만드는 라자스 음식이다. (3)공장식 농장이라는 것은 대부분의 고기에 해로운 화학물질과 항생제가 들어있다는 것을 의미한다. (4) 채소에 비해 소화하기 어렵다.

생각해봐라. 큰 탈리(thali) 한 개는 몸을 빠져나가는데 5-6시간이 걸린다. 적색 고기는 하루가 걸린다. 고기를 많이 먹는 사람은 높은 아연 함유량 때문에 변비에 자주 걸리는데, 아연은 몸을 빠져 나가는데 오래 걸리기 때문에 GI 지수와 소화관기관에 문제를 일으킨다. 고기를 먹었을 때의 또 다른 건강상의 위험은 2형 당뇨병, 관상동맥 심장질환, 심근경색, 그리고 높은 확률로 발생하는 암이다.

그러나 고기를 먹는 것이 언제나 나쁜 것은 아니다. 사람들이 육류식사를 선택하는 데는 많은 이유가 있다. 고기를 먹어야 하는 지역적 필요성이 있을 수 있고, 의사가 건강상의 이유로 고기를 권했을 수도

53 아힘사 : 비폭력

있다. 또는 당신이 비채식 가정에서 자랐을 수도 있다. 고기를 끊기 힘든 사람들은 적당한 양을 먹도록 시도하라. 고기가 당신에게 나쁘지는 않다. 그러나 고기를 먹기로 한 사람은 책임감 있고 독이 없는 방법을 찾아 소비해야 한다.

고기를 먹는다면 먹는 것에 마음을 다 해야 한다. 도덕적이고 항생제 없이 목초에서 키워진 고기를 찾아라. 그것이 더 비싸더라도. 그리고 반드시 고기를 먹어야 한다면 오후에 먹어라. 그 시간에 소화가 더 잘 되기 때문이다.

요기들은 어떻게 먹을까

먹는다는 것은 단지 음식에 관한 것만이 아니라 어떻게 먹느냐에 관한 것이기도 하다. 불의 숭배자로서 새 여정을 떠나며 당신이 먹는 방법을 되돌아 봐야 한다. 당신은 TV를 보거나 책상 앞에서 먹지 않는가? 당신은 혼자 먹는가, 아니면 다른 사람들과 같이 먹는가? 요기들은 올바르게 먹는 기술을 터득해왔다. 그것이 우리들이 소화불량을 겪지 않는 이유다.

몸의 소리를 듣는 것은 매우 중요하다. 특정 음식을 먹은 후 무겁게 느끼거나 소화불량을 느끼면 이 신호를 무시해서는 안 된다. 느긋해지는 것을 배워야 한다. 앉아서 먹어라. 아마도 책상다리 자세로.

씹는 사이에 숨을 쉬어라. 천천히 음식을 먹고 씹으면서 모든 맛을 음미하라. 먹는 동안에 TV를 끄고 먹는 것에만 집중하라. 여기에 먹는 방법을 바꾸고 먹는 것에서 최고의 것을 얻어내는 방법이 있다.

요기들은 언제나 집밥을 먹는다

옛 베다에 따라 사는 요기들은 '스바얌 파카(svayam paka)' 라고 했다. 이것은 사람은 자기 음식을 스스로 만들어야 한다는 뜻이다. 이것이 당신이 기름, 소금, 양념의 양을 조절할 수 있는 유일한 방법이다. 이것은 매우 위생적이기도 하다. 그리고 스스로 요리를 한다는 것은 음식에 사랑을 불어넣고, 조심성 있고, 당신의 음식을 숭배하고 사랑한다는 것을 의미한다.

내가 자랄 때는 할머니와 어머니께서 가족을 위해 음식을 하셨다. 시대가 변해서 이제는 우리 아이들을 위해 요리를 하는 요리사가 있다. 나는 여행을 할 때 아직도 나 스스로 요리를 한다.

집에서 밥을 하는 것은 당신 자신을 위한 최고의 일이다. 인도인들은 대부분의 식사를 집에서 해왔다. 호텔이나 식당에 가는 것은 특별한 일이었다. 집에서 가족들과 하는 저녁식사는 중요한 일이었다. 그 시절에 우리는 대부분 대가족이어서 한 두 명의 여성이 요리에 전념했다. 시대가 급격하게 변했다. 인도의 도시에서 약 60퍼센트의 젊은 이들이 한 달에 적어도 세 번 외식을 하고, 같은 시기에 75퍼센트의 인도인들은 가족동반 없이 외식을 한다. 중산층의 젊은 세대들은 식비의 10퍼센트를 외식이나 식당, 음식 판매업체, 구내 식당의 조리된 음식에 쓴다. 불행히도 외식을 하고 아름다운 음식의 사진을 찍어 소셜 미디어에 올리고자 하는 욕망은 우리가 요리하는 방법을 잊게 만들었고, 무엇을 요리할지, 무엇이 진정한 영양소인지를 잊게 했다. 우린 또한 결국 수고롭지 않게 수퍼마켓에서 부분 조리된 음식들을 많이 사게 되었는데, 이 음식들은 방부제를 넣어 보존되고, 수준 이하의 소금과 양념들이 사용되었다. 특히 패스트푸드로 외식을 하고 배달음식을 주문하는 것은 우리 나라를 비만이면서 동시에 영양실조에 걸리게 했다. 둘 다 심각한 문제인데, 슬픈 아이러니 아닌가?

'세계 음식 프로그램'에 의하면 2010년과 2014년 사이에 인도에서 비만과 당뇨병의 비율이 증가했다고 한다. 인도 성인 중 9.5퍼센트가 비만이고 4.9퍼센트가 당뇨병으로 진단되었다.

오늘날 많은 여성들이 일하러 나가기 때문에 시대가 변했다. 나는 여성들이 일하는 것을 지지한다. 그러나 대부분의 남성들이 주방에서 자급자족하는 것을 아직 배우지 못했다는 것은 슬픈 일이다. 음식을 하는 일이 여성의 어깨에만 달려있지 않다는 것을 아는 것이 중요하다. 배우자 모두가 요리를 할 줄 안다면 외식을 피할 수 있다.

나의 외국인 학생들은 대부분 스스로 음식을 해서 직장에 가지고 가는데 나는 사람들이 이렇게 할 수 있는 방법을 찾도록 장려한다. 식단 스케줄을 가지고 주말에 주중을 위한 요리를 할 수 있다. 신선한 지역 산물로 건강한 음식을 만드는 빠르고 쉬운 요리법을 찾아보자.

미리 식사 준비하기

주말에 다가오는 주중 메뉴를 계획한다. 이것을 써서 냉장고에 붙인다. 그리고 나가서 필요한 것을 구한다.

주중을 위해 커리와 달을 준비한다. 얼려서 깨끗하고 겹쳐 쌓을 수 있는 보관통에 넣어 냉장고에 넣는다. 채소도 썰어서 공기가 들어가지 않는 통에 보관하여 식사 때마다 사용할 수 있게 한다. 하지만 채소를 썰어서 하루 이상 두지 말 것. 일단 썰고 나면 영양소를 잃어버리기 때문이다. 오트밀과 말린 과일 믹스를 냉장고에 넣어 준비하고, 아침에 쉽게 요리할 수 있게 한다. 비슷하게 며칠 전에 샐러드 믹스를 준비하고 곁들일 드레싱도 같이 준비한다.

이것이 패스트푸드 샌드위치나 버거, 포장음식에서 벗어나 당신이 깊이 생각하여 전날 밤 준비한 진짜 음식을 먹을 수 있는 방법이다.

요기들은 매일 같은 시간에 먹는다

불규칙한 수업 스케쥴이 있더라도 나는 매일 같은 시간에 식사를 한다. 수련 후에 제일 먼저 하는 일은 계피와 카르다몸 같은 스파이스 믹스와 씨앗을 뿌린 작은 오트밀 한 그릇을 먹는 일이다. 이 때가 오전 3시30분 쯤이고, 그 후에 가르치러 간다. 오전 9시에는 단백질 쉐이크나 스무디 또는 주스와 함께 작은 양의 샐러드를 먹는다.

오전 11시30분 쯤에 나는 제대로 된 식사를 한다. 나는 위산이 한 차례 나오기 전후에 식사를 시작한다. 저녁에, 오후 4시30분과 5시 사이에, 나는 약간의 채소와 달과 함께 짜파티를 먹고, 자기 전에 스파이스를 넣은 우유 한 잔을 마신다.

중요한 것은 우리 몸은 습관과 같기 때문에 매일 같은 시간에 먹어야 한다는 것이다. 그리고 연습이 습관을 만든다. 오늘날 과학이 이것을 따라오고 있다. 한 연구에서 불규칙하게 식사를 하는 사람들은 엄격한 스케줄에 따라 먹는 사람에 비해 혈압과 BMI지수(신체질량지수)가 증가한다는 것을 발견했다.

한편 아유르베다에서는 생물학적 리듬에 따른 규칙적인 식사의 중요성을 오래 전에 깨달았다. 몸은 시간에 따라 도샤들을 규칙적으로 조정한다. 아침 6시에서 10시까지는 카파가 증가한다. 바타가 지배하는 평화로운 시간인 오전 6시 전에 일어나면 그 날의 에너지를 얻는다. 바타가 지배할 때 당신은 매우 생산적일 수 있다. 아침 6시에 가벼운 식사를 하고 운동과 명상을 하고 정오의 태양을 이용하여 과업을 마치고 목표를 이룰 수 있다.

오후 2시까지는 피타가 지배하는 시간이다. 정찬을 먹는 시간이고 자연의 세계가 따뜻하고, 소화의 불, 즉 자쓰라가 깨어있는 시간이다.

이 시간 동안에는 몸이 무거운 음식을 쉽게 소화한다.

이후 오후 6시까지는 바타의 시간이다. 에테르와 공간이 지배하며, 바타는 창조성이 풍부하기 때문에 하루 중 이 시간에 문제를 관념화하고 풀 수 있다.

저녁을 먹기에 가장 좋은 시간은 오후 7시와 7시30분 사이이다. 몸에서 카파가 다시 증가하다가 사라지기 때문에 가볍게 식사를 한다. 이 시간에 뜨거운 차나 따뜻한 우유를 마시면 긴장을 푸는 데에 도움이 된다.

오후 10시부터 오전 2시까지의 밤에는 피타가 증가한다. 이때 몸은 해독을 하므로 먹기를 멈춰야 한다. 그러나 힘든 일을 하고 저녁 9시에 저녁식사를 했다면 잠들기까지 2시간의 간격을 두는 것이 좋다.

식사 사이의 간격은 전적으로 당신의 몸과 몸이 가진 문제에 달렸다. 식사 계획에 급격한 변화를 가져오기 전에 의사와 상담을 해보길 바란다. 그러나 당신이 세운 계획을 고수하라.

수련 후에는 식사까지 적어도 30분에서 40분까지 기다려야 한다는 것을 기억하라. 운동이나 요가 수련 후에는 모든 장기 기관들이 꼬이고 뒤집혀있다. 반드시 몸이 내부적으로 안정되기를 기다려야 한다.

요기들은 따뜻한 물을 마신다

집에서 우리는 언제나 따뜻한 물을 마신다. 이것은 또한 남인도의 식당들에서도 일반적이다. 여행을 할 때마다 나는 보온병에 따뜻한 물을 담아서 다닌다. 여기에는 특별한 이유가 있다. 따뜻한 물은 소화를 돕는 반면 차가운 물은 근육을 굳게 하고 소화의 불을 꺼버린다. 박테리아는 차가운 물에서 번성한다. 물을 끓이면 박테리아는 죽는다. 따뜻한 물은 몸의 독을 제거함으로써 혈액순환을 증진시키고, 두통을 완화하고, 조기 노화를 멈추기까지도 한다. 이것은 아침에 이뇨작용을 도와 몸을 청소하고 피부 조직을 치유하고 탄력 있게 한다.

아침에 일어났을 때와 목욕하기 전 따뜻한 물을 두 세 잔 마시면 전날에 축적된 독을 씻어낸다.

세 번째 잔에 라임을 짜 넣어봐라. 라임에는 콜레스테롤과 혈압 관련 질병에 좋은 폴리페놀, 미량 영양소가 가득하다. 라임은 산성이지만 몸 안에 들어가면 알칼리로 된다. 레몬수는 pH레벨의 균형을 유지하고 몸을 알칼리로 만드는 주요 요소다.

또한 미지근한 소금물로 입을 헹궈서 깨끗하게 할 수 있다. 이것은 통증을 치료하고, 냄새로 인한 장애나 통증 없이 명확하게 말할 수 있게 한다.

식사 후 40분 후에 물을 마셔라. 이것은 음식과 물이 섞이지 않게 하기 위해서이고 필수적인 소화액이 희석되는 것을 막기 위해서다.

할 수 있다면 밤에 구리 병에 물을 담고 뚜껑을 덮어둔 다음 아침에 제일 먼저 이 물을 마셔라. 이 물은 병에서 구리를 흡수한다. 이 구리가 풍부한 물에는 항균성이 있고 노화방지와 소염효과가 있으며, 이것은 세 가지 도샤들의 균형을 맞춰준다.

요기들은 손으로 먹는다

베다에 따르면 각각의 손가락은 다섯 요소들을 대표한다. 땅, 물, 불, 에테르, 공기, 이것들은 우리가 먹는 음식들로 활성화된다. 손가락에는 신경말단이 있고, 음식을 만질 때의 감촉과 온도를 뇌에 전달하며 감각 활동을 활발하게 한다. 먹는 것은 즐거운 행동이어야 한다.

인도의 정찬에는 손으로 먹어야만 하는 음식들이 있다. 오늘날 음식을 먹는 습관들이 극단적으로 바뀌었지만 나는 라삼과 쌀, 로티와 달, 도사, 처트니를 커리와 같이 먹을 때 식기구를 사용하는 것을 상상할 수 없다.

음식을 먹기 전 손을 씻기 때문에 손으로 음식을 먹는 것이 더 깨끗하다. 그리고 또한 손으로 먹으면 식기구를 사용하는 것에 비해 의식적이고 천천히 먹게 되는 경향이 있다. 손을 사용하여 마음을 다해 느긋하게 음식의 차이를 느끼면서 먹어라

요기들은 식사 후 언제나 걷는다

전(前) 대통령 압둘 칼람 박사(Dr A.P.J. Abdul Kalam)는 요가적 생활의 좋은 본보기였다. 그는 식사 후 한 시간 동안 걷는 것으로 알려졌는데, 델리의 찌는 듯한 더위 속에서도 그랬다. 그는 또한 채식주의자였다.

식사 후 걷는 것은 소화가 더 잘 되게 하는 아주 좋은 습관이다. 이 행동은 음식이 몸을 통과하는 속도를 세 배나 빠르게 한다. 단지 20분만 걸어도 식후 당 수치를 낮출 수 있다.

식후 바로 잠자리에 들지 마라. 밤 늦게 먹지 않음으로써 이것을 실천할 수 있다. 걷기 위해서 밤에 집을 떠나는 것이 쉽지 않다면, 앉아있지 말고 다른 일거리를 찾아봐라. 설거지를 하거나, 집을 청소하거나, 아이들과 놀아 줄 수 있다. 나는 당신이 적당한 일을 찾을 수 있을 것이라고 확신하다.

- 땅 위에서 자라거나 사뜨빅이라고 알려진 음식을 먹어라.
- 쌀물을 버리지 마라. 여기에는 중요한 영양소들이 가득하다.
- 우유에 투르메릭, 사프론, 흑후추를 넣고 끓이면 소화하기 쉽게 된다.
- 음식에 기를 넣어 정기적으로 섭취하면 관절을 부드럽게 하고 고통 없이 오래 살게 된다.
- 미리 음식을 준비해두면 주중에 건강에 안 좋은 음식들을 피할 수 있다.
- 따뜻한 물을 마시면 혈액순환과 소화가 증진된다.

3

반복되는 일상을 완벽하게 만드는 방법

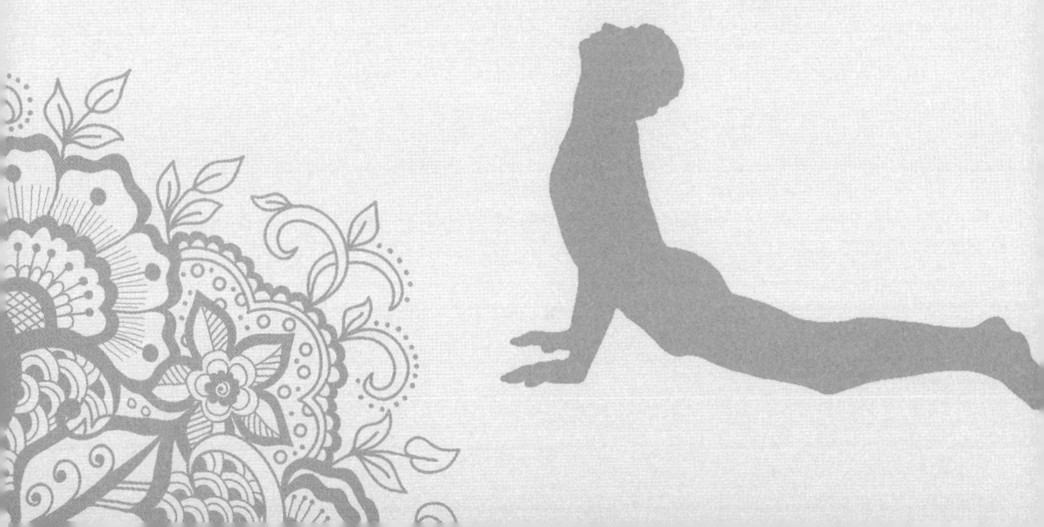

위대한 요가 선생님이셨던 브라마차리[54](Sri Ramamohana Brahmaxhari) 선생님께서는 크리쉬나마차리야 선생님에게 그분의 가르침에 대한 대가로 한 가지를 요구하셨다. 그는 그에게 집으로 돌아가 가르치기를 시작하고 가정을 일구라고 하셨다.

요기들이 금욕주의자나 독신일 것이라는 생각에 정반대로 크리쉬나마차리야 선생님과 구루지께서는 가장이자 요기셨다. 이것은 오늘날 내가 이어가는 유산이다. 할아버지처럼 나는 사회와 연결되어 서로 소통하고 가정을 가지는 것을 선택했다. 요가에는 구루에서 제자에게로 전해지는 많은 종류의 수련들이 있다. 나의 수련은 두 위대한 선생님에게서 받았다. 이것은 나에게 아름답게 작용해서 내 주위 모든 사람들을 행복하고 긍정적으로 만들었다.

우리는 요기들이 깨달음을 얻기 위해 숲 속으로 들어가던 시절에 살고 있지 않다. 그러나 만약 그런 시절에 살고 있다면 나는 요기가 되는 것이 더 쉬었을 거다. 그렇다. 나는 현대 생활의 안락을 좋아하지 않기 때문에 요기가 되기 위해 생활하고 공부하고 수련하는데 모든 시간을 쓸 것이다. 나의 영적 수련에 방해가 되는 것은 없을 것이다.

가정이 있는 요기들은 더 어렵다. 우리는 가족을 돌보는 한편, 영적 수련을 하는 고행자가 되기 위해 정신과 육체의 균형을, 정신 수련과 내적 욕망의 균형을 맞춰야 하기 때문이다. 지난 수십 년간 나는

54 브라흐마차리 : 티벳의 히말라야 동굴에 살았던 전설의 요가 스승. 크리쉬나마차리야의 스승이기도 하다.

내 삶의 이런 면들을 어떻게 균형 잡는지 배웠다. 나의 영적 수련, 요가 수련, 공부 그리고 나의 가정을. 나는 인생에서 관리가 모든 것이라고 생각한다. 모든 날에는 24시간이 있다. 우리는 잠자는데 8시간을 쓴다. 남은 시간은 16시간, 우리는 이 시간을 관리하는데 주의해야 한다. 그리고 이 시간은 나같이 가정이 있는 요기들이 우리가 가진 9시간을 어떻게 최선을 다해 쓰는지 보여줄 수 있는 시간이다.

요기들은 현재 삶의 중요성을 이해하기 때문에 생산적으로 인생을 산다. 우리는 버려진 시간은 절대 되돌아오지 않는다는 것을 알기 때문에 자연의 법칙에 따라 삶으로써 시간을 최대한 활용한다. 우리는 현대화가 사람들을 억압하고 제한하는 것을 볼 수 있다. 그리고 우리 중 대부분은 사람들이 일상에서 할 수 있는 몇 가지 습관들을 무시해서 길을 잃는 것을 볼 수 있다. 이 장에서 건강하고 의미 있는 일상이 어때야 하는지에 대해 이야기할 것이다. 이것은 단순하고 전통적인 방법에 기초한 지침이다. 그러나 수련에 익숙한 우리들도 정확한 방법으로 따르지는 못하고 있다.

호사스런 식사를 하거나 비싼 장비들을 사는 것으로 오래 살 수 있거나 아름다운 삶을 얻을 수는 없다. 사실 정반대다.

당장 핸드폰을 던져 버리라는 말이 아니니까 걱정하지 마라. 대신 아침에 알람이 울릴 때부터 밤에 잠들 때까지 무엇을 다르게 해야 할 지 살펴볼 것이다. 당신의 일상이 어떻게 완벽해지고, 그것으로부터 어떻게 최고의 것을 얻을 수 있는지 같이 알아보자.

신성한 시간의 드러나지 않은 잠재력

하루를 시작할 때부터 생각해보자. '일찍 잠자리에 들면 일찍 일어난다'라는 격언을 요기보다 더 진지하게 받아들이는 사람은 없다. 요가수업이 없을 때 나는 오전 3시에 일어나서 수련을 한다. 요가수업을 할 때는 오전 1시에 일어나서 수련을 하고 오전 3시 30분에 수업을 시작한다. 이것이 아마도 사람들이 요기들이 이상하다고 생각하는 이유들 중 하나일 것이다. 그러나 이것은 괴롭히기 위해서 무조건 선택된 시간이 아니다. 이 시간은 베다에서 '브라흐마 무후르타(Brahma Muhurta)' 라고 하는 시간이다. 일출 1시간 반 전은 하루 중 가장 신성한 시간으로 여겨진다.

문자 그대로 옮기면 '창조자의 시간(브라흐마는 창조자, 무후르타는 시간)' 인데, 이 시간은 고요함, 평화, 순수함과 창조성의 시간이다. 즉 창조자의 시간인 것이다. 당신이 마음의 고요함를 원한다면, 또는 잡히지 않는 좋은 아이디어를 원한다면, 이 시간에 일어나서 생각하고 당신의 문제를 되돌아 봐라. 이 시간에 당신의 마음과 에너지는 차분해져서 세상이 깨어있을 때보다 해답이 더 쉽게 찾아올 것이다. 모든 것이 고요하고 사람들이 아직 잠들어 있고 공기가 깨끗할 때, 마음과 에너지는 평화롭다. 이른 아침의 시간이 하루의 나머지 시간들을 지배하기 때문에 중요하다.

아쉬탕가 흐리다얌(Ashtanga Hridayam)에서 이 시간은 이렇게 묘사

되었다.

'Brahmi muhurtam uttishthet swastho rakshartham ayusha : tatra sarvartha shantyartham smareccha madhusudanam'.

대충 번역하자면, '브라흐마 무후라트가 우리에게 완벽한 건강을 주고 오래 살게 도와주는 시간에 일어나라' 이다.

브라흐마 무후라트는 우리가 간과하고 있는, 아직 드러나지 않은 가장 위대한 잠재력들 중 하나다. 이 시간은 행복과 성공으로 가는 비밀을 간직하고 있다. 단, 우리가 열심히 노력을 할 때만 해당된다. 우리는 어떤 좋은 것도 공짜로 얻지 못한다는 것을 알고 있다. 그리고 요기들은 오랫동안 일찍 일어나는 것의 힘과 가치를 알고 있었다.

물론 우리 요기들은 이상한 것들을 하고 있고 이것이 당신의 라이프스타일에 맞지 않을 수 있다는 것을 알고 있다. 내가 말하려고 하는 것은 일주일에 한 번 시험 삼아 시작해 보라는 것이다. 오전 3시 30분에 일어나서 당신의 마음에서 일어나는 것을 관찰해보고 당신의 하루가 어떻게 진행되는 지를 봐라. 처음에는 오전 8시 즈음에 완전히 지치고 진이 빠져 있는 당신을 발견할 수 있다. 그러나 꾸준히 지속하는 것이 핵심이다. 오래 살고 평화로운 삶을 찾는다면, 며칠동안 일찍 일어나는 것이 대수이겠는가?

기도의 잠재력

베단타 철학[55]에는 아주 사랑 받는 이야기가 있는데, 그 이야기에는 밤에 로프를 뱀으로 착각해서 힘들고 긴 시간을 보낸 사람이 등장한다. 다음날 날이 밝았을 때 그는 그가 본 것이 무엇인지를 알게 되었고, 어둠이 어떻게 공포와 미신으로 이끄는 지를 깨달았다.

나는 기도를 공포와 어둠으로부터 멀리하게 해주는 안정되고 확고한 경험이라고 생각한다. 신에게 하는 간청은 우리를 빛으로 인도한다. 가야트리 만트라에서 '옴 브루 부바 스와하(Om Bhur Bhuva Swaha)'라는 챈트(chant)는 무지로부터 인도해달라는 우리의 기도다.

기도라는 것은 특정 종교에 속하는 것으로 생각될 때 특히 논쟁이 된다. 그러나 나는 언제나 나의 학생들에게 기도를 하기 위해 종교적일 필요가 없다고 말한다. 당신이 기도하는 대상은 다른 사람과 관계가 없다. 누구나 각자의 소중한 신성 또는 신이 있다.

대부분의 인도 가정에는 아주 개인적인 기도가 있다. 그들은 매일 그것을 암송하고 절망적인 시기에는 더 자주 한다. 당신도 역시 가지고 있을지 모른다. 절박한 시기에 하늘의 전능한 존재에게 도움을 청하는 자신을 발견한 적이 있는가?

기도는 마음의 요가다. 기도는 우리를 차분하게 하고, 곤경에 처했

55 베단타 철학 : 인도의 주된 고대 철학. 범신론적·관념론적 일원론으로서 바라문 사상의 주류

을 때 불을 밝히고, 어려운 시기에 희망을 가져온다. 집중된 기도 또는 챈팅은 마음을 모으는 것과 같다. 여러 연구에서 매일 하는 기도 또는 명상이 긴장을 완화하고 집중을 강화하고 혈압을 낮춘다는 것을 여러 번 증명했다. 한 연구에서 기도를 하는 수녀와 명상을 하는 티벳 승려의 도파민 레벨이 상승한다는 것을 발견했다. 도파민은 행복하게 하는 호르몬이다. 이것은 규칙적으로 하는 기도가 면역체계를 향상시키고, 염증과 세포사(cell death)를 촉발하는 유전자를 비활성화하고 더 오래 살게 한다는 것을 밝힌 수 많은 연구들 중 단순한 하나의 예일 뿐이다.

산스크리트어로 암송되는 챈트 또는 자파[56](japa)는 정신적으로, 감정적으로 새로운 힘을 불어넣는 것으로 증명이 되었다. 챈팅은 우리가 정신적으로 발전하고 궁극의 존재와 연결될 수 있도록 하는 청각적 진동을 만들어낸다. 그리고 중요하게도 대부분의 챈팅은 우리 자신과 연결될 수 있도록 한다.

그러면 어떻게 우리는 기도를 우리 삶의 일부로 만들 수 있을까?

입에 잘 붙는 챈트를 찾아보자. 이것은 무엇이든 될 수 있다. 가족 챈트, 개인적인 챈트, 옴을 반복하기, 또는 당신을 고무시키는 시구도 좋다. 하루 중 특정 시간에 챈트를 하기 위해 바쁜 일, 또는 가정환경에서 벗어나라. 일단 습관을 들이면, 아침에 가장 먼저 하는 일로 그리고 자기 전 마지막에 하는 일로 만들어라.

---

56 자파 : 명상의 하나로 만트라(주문)을 반독해서 하는 것.

이른 아침은 마음을 상쾌하게 하고 그 날 하루에 긍정적인 에너지를 불어넣기 때문에 기도를 하기에 가장 좋은 시간이다. 자기 전에 매일 밤, 가능한 한 자파를 해라. 이것은 힘든 하루의 긴장을 풀어주고, 쉽게 잠들게 하고 다음날 아침 전날의 일에서 벗어나 쉽게 일어날 수 있게 한다.

24시간이 순환하는 동안 한가지 감정만을 가질 수는 없다. 우리는 시시각각 기쁠 수도, 슬플 수도, 화가 날 수도, 질투할 수도, 짜증날 수도, 겁이 날 수도 있다. 우리의 감정들 중 많은 것들은 과거의 잔재다. 전날 감정이 처리되지 않고 깔끔하지 않으면 감정들이 응고되어 마음에 쌓이고 나중에 깨끗하게 하기 힘들어진다. 요가는 단지 육체적인 수련만이 아니다. 이것은 정신적이고 감정적인 노력이기도 하다. 당신의 마음에서 부정적인 것을 제거하는 것은 마음 수련의 한 부분이다. 우리의 삶을 개괄하는 단순한 규칙이 있다. 당신의 생각은 당신 삶의 결과를 결정한다. 더 정확히 말하자면 당신은 생각하므로 존재한다. 생각이 부정적이면 행동도 그와 같을 것이다. 밤의 자파(japa)는 그 날 아침부터 저녁까지 지녀왔던 감정들을 제거해 줄 수 있다. 이것은 지나간 날의 마감이다.

명상을 더 좋아하는 사람은 어떤 것에 집중하라. 어떤 대상 또는 일정 거리를 둔 빛의 한 점에 집중하거나, 고요하게 앉아 있거나, 생각이 오고 가게 내버려둬 뇌를 고요하게 만들어라.

사우차(sauch) - 청결, 안과 밖의

기도는 마음에서 부정적인 것을 제거해 깨끗하게 하는 능력을 준다. 이 개념을 발전시키면 바가바드 기타의 이러한 가르침이 된다. 몸의 순수함은 몸을 깨끗하게 함에서 나오고, 마음의 순수함은 진실함과 비폭력에서 나오며, 생각의 순수함은 심사숙고, 침묵, 마음의 평화에서 온다.

여기에서 몸의 순수함에 대해 논의해보자.

파탄잘리의 니야마에서 첫 번째는 사우차(saucha) 또는 청결이다. 이것은 아쉬탕가의 아주 중요한 단계다. 사우차는 문자 그대로 청결, 순수함, 깨끗함을 의미한다. 사우차에는 두 가지가 있다. 외적 또는 바헤르(baher) 사우차는 몸, 옷과 환경을 깨끗하게 유지하는 것과 관련이 있다.

당신의 집 내부와 외부를 깨끗하게 하면, 당신의 마음 또한 깨끗해질 것이다. 우리 모두는 우리 나라를 깨끗하게 하는 중요한 역할을 해야 하며 그것을 잊거나 평가절하해서는 안 된다.

안타르(antar) 사우차는 당신의 몸을 내부적으로 깨끗하게 유지하는 것이다. 이것을 위해서 독을 제거하는 운동을 해야 하고, 신경 조직을 순수하게 유지하고, 긍정적인 생각을 하는 연습을 해야 한다. 일정 기간 동안 호흡기술을 바로잡고 아사나 수련을 규칙적으로 하는 것이 긍정적이고 확고한 생각을 개발하는데 도움이 된다.

요가는 기도다. 이것은 운동 그 이상이다. 그래서 모든 요기들은 수련을 하기 전에 목욕을 한다. 우리는 깨끗하고 순수한 상태로 매트 위에 선다. 이것은 경배를 드리는 장소에 있는 외부의 세면장에서 손과 발을 씻는 것과 같다.

우리는 보통 하루 동안 모든 종류의 사람들을 만난다. 이러한 단순한 사회적 만남으로 인해 대화와 접촉을 통한 수 많은 독이 생겨난다. 아침과 저녁에 하는 목욕은 이러한 누적된 독과 원치 않은 에너지들을 제거해준다. 당신이 육체적으로 정신적으로 새로울 때, 아사나와 그 후의 하루를 다르게 경험할 것이다.

너무 자주 목욕을 하지 말라거나 비누를 너무 많이 쓰지 말라는 이야기들이 있는데, 나는 살균제 사용에 중독된 사람들을 많이 본다. 알코올로 만들어진 독한 살균제는 피부에서 자연스러운 박테리아를 없애고 당신의 면역력을 약화시킨다.

- 하루 두 번 목욕하기 - 아침에 한 번 그리고 일에서 돌아온 후 한 번 목욕하기.
- 비누 아껴 쓰기 - 하루 한 번만 비누 사용하기 또는 소웁넛(soap nut :soapberry의 열매)이나 쉬카카이(shikakai :천연비누상표) 같은 천연 클렌징 제품 사용하기

맨발로 땅을 걷기

마지막으로 풀밭에 누워 하늘의 떠 가는 구름을 바라 본 적이 언제였나? 마지막으로 발로 땅을 느낀 적이 언제였나?

오늘날 땅과 우리의 연결이 끊어진 것이 나를 슬프게 한다. 우리 중 대부분은 예전에 우리가 그랬던 만큼 땅을 느끼고 있지 않다. 15층 빌딩에 살고, 차와 비행기를 타고 다니면서 어떻게 그럴 수가 있나? 그럴 수 없다. 그러나 희망을 잃지는 않겠다.

시카고의 러쉬 의과 대학(Rush Medical College)의 연구에서 사람들의 무릎에 가해지는 충격이 맨발로 걸을 때 12퍼센트 낮다는 것을 발견했다. 그 연구에서는 크고 두꺼운 고무 밑창 같은 장애물이 없을 때 우리가 더 잘 걸을 수 있다고 한다. 우리의 발에는 200,000개의 신경말단이 있다. 신발은 발의 자연스러운 곡선을 망치고 신경말단을 덮어서 거의 질식시킨다.

나는 우리의 몸이 다섯 개의 요소에 따라 나뉘는 상상을 즐긴다. 발부터 무릎까지는 땅, 허벅지부터 엉덩이까지는 물, 배는 자쓰라 아그니 또는 불, 폐는 공기, 그리고 목부터 그 위로는 에테르. 아유르베다에도 역시 사람들을 위한 특별한 진흙과 허브 치유법이 있는데, 무릎 깊이까지 진흙에 발을 묻는 방법이다. 이 치료법은 신경체계가 연결된 발의 지혈점을 압박해서 그곳을 활성화시킨다. 이것은 특정 지점이 자극되었을 때 그곳의 에너지가 움직이는 침과 지압의 원리와 비슷하다.

다리와 발을 연결시켜 강화시키는 한 가지 방법은 맨발로 걷는 것이다. 집에서 나는 맨발로 걷는다. 이것은 나를 땅과 연결시킨다. 이 연습은 어씽(earthing)이라고 알려진 정신적인 치료이며 육체적인 문제도 치유할 수 있다. 어씽은 당뇨병 환자의 혈중 포도당을 감소시키고 내분비와 신경체계를 조절한다. 더욱 좋은 점은 진흙이나 풀밭에서 20분간 맨발로 걸으면 에너지가 차단되지 않고 흘러 다리와 발을 자극하며, 염증과 불면증을 완화시키고, 우울증까지도 치료할 수 있다는 점이다.

나는 인공물질로 된 바닥보다는 자연을 선호하지만 자연에 접근하는 것이 언제나 쉽지는 않다는 것을 이해한다. 그러나 포기하지 마라. 집에서 맨발로 걷는 것으로도 작지만 생산적인 운동이 될 수 있다.

어두운 방에서 잠자기

나는 잘 때 바깥으로부터 어떤 빛도 안 들어오게 한다. 달빛도 길거리의 어떤 인공적인 빛도 못 들어오게 한다.

이것은 잠을 잘 때 몸에서 멜라토닌이 생성되기 때문에 아주 필수적인 것이다. 멜라토닌은 뇌의 송과선에서 생성되는데 밤에 우리를 잠들게 하는 역할을 한다. 멜라토닌의 자연스러운 생성이 전기와 디

지털 스크린의 출현으로 방해를 받았는데 이로 인해 불안증세부터 불면증까지 수 많은 문제들이 생겨났다.

잠을 잘 때 필요하다면 빛을 차단하는 커튼이나 안대를 사용하여 어두운 환경을 만드는 것이 중요하다. 어린이의 방을 위해서 또는 밤에 화장실에 가기 위해 불이 필요하다면 야간용 빨간 불빛이 유용하다.

수면은 충분히, 그러나 지나치지 않게

침팬지는 가장 잘 잘 수 있게 해주는 침대를 선택한다. 박쥐는 거꾸로 매달려 잔다. 알바트로스는 날면서 잘 수 있다고 알려져 있고 상어는 수영하면서 잘 수 있다. 인간만이 익숙함과 규칙성으로 최고의 수면이 만들어지는 유일한 생명체다.

사람들은 잠자는데 어려움이 생길 때 나를 찾아온다. 불안한 생각들이 마음 속에서 너무 많이 요동치기 때문에 오늘날 불면증이 증가하고 있다. 일에 관한 문제들이 문제들의 최상에 있다.

수면부족은 심장질환을 유발하고 면역 기능을 위태롭게 하는 것으로 알려져 있어 위험할 수 있다. 잠을 자지 못하면 미치게 될 것이다.

그러면 어떻게 밤새 뒤척이지 않고 잘 수 있을까?

첫 번째는 육체적으로 피곤해지는 것이다. 일상에서 육체적인 활동은 우리를 피곤하게 만든다. 다른 것은 덜 언급되는 것인데, 습관이다. 수면은 다른 생리적인 것과 마찬가지로 습관에 많이 좌우된다. 매일 밤 9시에 잠자리에 들도록 훈련되면, 밤 9시에 거의 눈을 뜰 수 없게 될 것이다. 시도해보고 매일의 정해진 규칙을 만들어야 한다. 가능하다면 할 수 있는 한 일찍 자고 일찍 일어나라. 시간을 정하고, 할 수 있는 한 그 시간을 엄격히 고수해라.

평균적으로 저녁 9시 30분에 잠자리에 들어 아침 5시 30분에서 6시에 일어나도록 해라. 8시간이 당신이 자야 하는 최대한의 시간이다. 6시간 미만으로 자지 마라. 반면에 8시간 이상 자면 무기력하고 게을러진다. 지나친 수면은 카파를 증가시킨다.

나는 자주 충분히 자고 싶은 마음과 싸워왔다. 나같이 힘든 스케줄을 가진 사람들은 이것을 이해할 것이다. 그러나 일년 중 내가 가르치는 몇 달 동안 내 몸을 밤에 몇 시간 안 되게 자도록 길들여왔기 때문에, 가르치지 않을 때 조차 나는 다섯 시간을 넘게 잘 수 없다. 나는 일년 내내 매일 같이 그 날 무슨 일이 있든 일찍 일어난다. 그러나 나는 낮에 자는 시간을 미리 정해서 챙긴다. 야간에 교대근무를 하거나 나처럼 불규칙하게 일을 하는 사람들에게는 하루 중 어느 때든 필요로 하는 7시간에서 8시간의 수면을 취하는 것이 아주 중요하다. 그러므로 우리 같은 사람에게 깊은 낮잠은 필수적이다.

당신이 이런 저런 회의에 불려 다니거나 갓난아기를 키우는 엄마라서 스케줄이 불규칙하다면, 낮잠이 각성을 유지하고 스트레스를 줄이는데 놀라운 효능을 줄 것이다. 사실 이 낮잠은 카페인보다 효과적이고 그 효과가 확실하면서 오래 지속된다. 짧은 낮잠을 15분에서 20분 정도 오후 1시에서 3시 사이 에너지가 떨어질 때 자면, 스트레스를 줄이고 기분을 향상시키고 배우기에 적합하도록 마음을 새롭게 만드는데 탁월한 효과를 준다. 단지 누워서 머리를 책상에 두고 십오 분 동안 눈을 감아라. 잠들 수 없다면 그냥 눈을 감고 쉬어라. 또는 단지 10분에서 15분 동안 고요히 앉아 있어라. 특히 5시간에서 6시간 일을 했을 때 이것은 우리를 아주 느긋하게 만들어주고 뇌를 재작동시켜준다.

머리를 북쪽으로 두고 자리 마라. 지구의 자장이 말초 혈관 흐름을 감소시키고 에너지와 긍정적인 생각을 흘려 보내버리기 때문이다. 이것은 짜증, 불안과 혼란을 증가시킬 수 있다. 서쪽을 향해서 자면 폭력적인 꿈을 꿀 수 있다. 동쪽을 향해 자면 명상적인 잠을 잘 수 있고, 남쪽으로 향하면 깊고 육체적으로 편안한 잠을 잘 수 있다.

일주일에 하루 온라인 접속을 끊기 (아마도 일요일에)

접속을 끊는다는 것은 온라인과 오프라인 둘 다를 의미하는 것이다.

나는 당신에게 당신의 모든 기계장치들을 창문 밖으로 던져버리고 실제 삶에서 당신 앞에 있는 것에 집중하라고 말하고 싶지만, 나는 이 문제의 가장 곤란한 부분을 인식하고 있다. 우리는 모두 기계장치에 중독되어 있다. 이것은 여가생활 이상의 것이다. 이것은 우리의 일을 가능하게 하고 사랑하는 사람과 연결시켜준다. 그러나 내가 우려하는 것은 이것들에 쏟는 시간과 우리 삶에 끼치는 영향의 크기다.

기계장치들은 우리 삶을 아주 편안하게 만들었고, 이것이 없는 인생은 이제 생각할 수도 없다. 그러나 또한 우리를 육체적으로 정서적으로 건강하지 않게 만들었다고 나는 생각한다. 우울증은 역사상 최고치를 기록한다. 그리고 전세계적인 고통의 범인은 이제는 놀랍지도 않게 바로 소셜 미디어다.

지인들이 그들 삶의 근사하고 긍정적인 사진을 올리면 어떤 일이 일어나는가? 새로운 직업, 휴가, 새로운 헤어컷, 어린아이 사진을 소셜 미디어에 올리면 어떻게 느끼는가? 행복, 부러움, 부러움에 대한 열등감? 아니면 당신이 더 낫다고 생각하는가?

물론 그것을 보고 행복할 수도 있지만 우린 단지 인간일 뿐이다. 우리는 수 없이 찰나의 질투, 분노, 슬픔 또는 욕망을 경험한다. 우리는 비밀스럽게 다른 사람이 가진 것을 갈망한다. 이것은 근본적인 인간의 본성이라 어쩔 수 없다. 불행히도 다른 사람의 잔디가 더 푸르러 보인다 (남의 떡이 더 커 보인다).

이것이 소셜 미디어 회사가 억만장자가 된 이유다. 그들은 이것을 알고 있기 때문이다. 그들은 인간이 자신이 없고, 감탄을 바라고, 끊임없이 갈구한다는 것을 안다. 그들은 사람들을 중독시킨다. 약간만 한다면, 소셜 미디어는 우리에게 좋다. 이것은 우리들을 연결시키고 일에도 도움이 된다. 그러나 이것은 또한 우리 자신에 대해 나쁘게 느끼게 해서 불안을 야기하고, 가차없는 경쟁과 아무 생각 없는 모방을 낳는 환경을 조성한다. 소셜 미디어는 우리 주변에 있는 세계에 무관심하게 하고 게으르고 육체적으로 비활동적이게 한다. 당신이 핸드폰을 들여다 볼 때마다 압박감과 불안을 느낀다면, 그래서 이제는 변화를 원한다면, 근본적인 무엇인가를 시도해라. 주말에 기계장치를 꺼라. 미친 소리처럼 들린다는 것을 안다. 그리고 당신 바로 앞에 있는 사람과 소통해라. 소셜 미디어가 유발하는 불안으로부터 휴식을 가져라. 핸드폰을 볼 때 공포가 솟아나는 것을 느끼기 전까지 당신은 깨닫지도 못한다. 그것은 불안이 아닐지도 모른다. 나도 그것이 무엇인지 모르겠다.

균형 있는 삶을 위해서 우리는 사용하는 기계장치에 대해 신중해야 한다. 기계장치들은 우리를 매력적인 사이버 세계로 인도하지만 모든 것은 마야(maya)라는 것을 기억하라. 환상이다. 일주일에 한 번 핸드폰으로부터 휴식을 가지면서 얼마나 스트레스가 사라지는지 지켜봐라.

2016년의 연구에서 인도에 있는 회사들의 노동자들 중 46퍼센트가 일종의 스트레스를 겪고 있고, 43퍼센트가 왜곡된 BMI(체질량지수)를 가지고 있다고 한다. 그 중 30퍼센트는 당뇨병의 위험이 있으며,

30퍼센트는 고혈압이 있다는 것을 발견했다. 다른 보고에서는 인도의 새로운 세대들은 일주일에 52시간이라는 최장 시간 동안 일을 한다고 한다. 이 무서운 통계수치들은 오늘날 직장에서의 최악의 일과 삶의 불균형을 증명한다. 사무실에서 보다 진보적인 정책을 도입할 수도 있지만, 개인적인 차원에서 우리는 우리의 고용주에게 모든 통제권을 넘겨주어서는 안된다. 통제권을 다시 찾는 한가지 방법은 접속을 끊는 능력을 재발견하는 것이다. 이것을 주중의 마지막 날이나 주말에 시도해보자.

일요일을 가족과 보내거나 혼자서 보내라. 이 시간을 삶의 다른 면에 대해 생각하는데 보내거나, 시와 철학, 취미를 마음껏 즐기는데 쓸 수 있고, 그냥 공원에서 긴장을 풀 수도 있다.

사교는 우리를 불필요한 일에 극도로 걱정하게 만들고 삶을 복잡하게 한다. 인생에서 우리는 튼튼한 장벽을 쌓고 언제 사람들과 떨어져야 하는지 알아야 한다. 사람들의 이야기에 불필요하게 관계되지 말아라. 그렇다, 당신은 당신 주변의 사람들을 돌봐야 한다. 그러나 그들의 모든 걱정들을 돌볼 수는 없다. 당신 자신을 돕지 않는다면 그들 또는 당신에게 도움이 안 된다.

- 하루의 통제권을 갖기 위해 일찍 일어나라.
- 맨발로 걸어서 몸을 자극하고 치유해라.
- 여덟 시간 수면으로 몸을 치유하고 충전해라.
- 기도로 자신에게 새로운 힘을 불어 넣어라.
- 행복을 찾기 위해 인터넷의 접속을 끊어라.

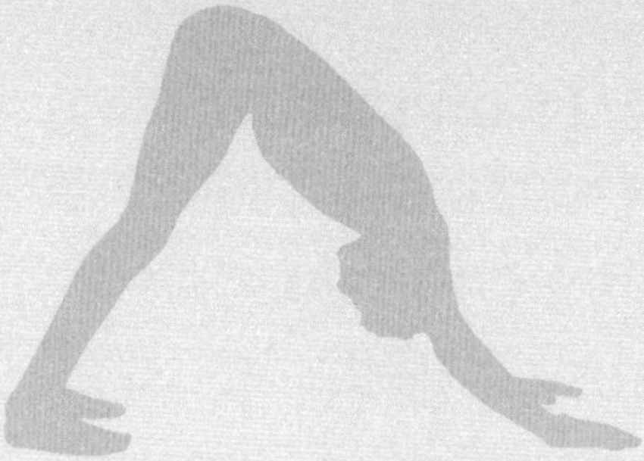

4

십오일 마다 금식,
그리고 몸을 정화하는 비밀

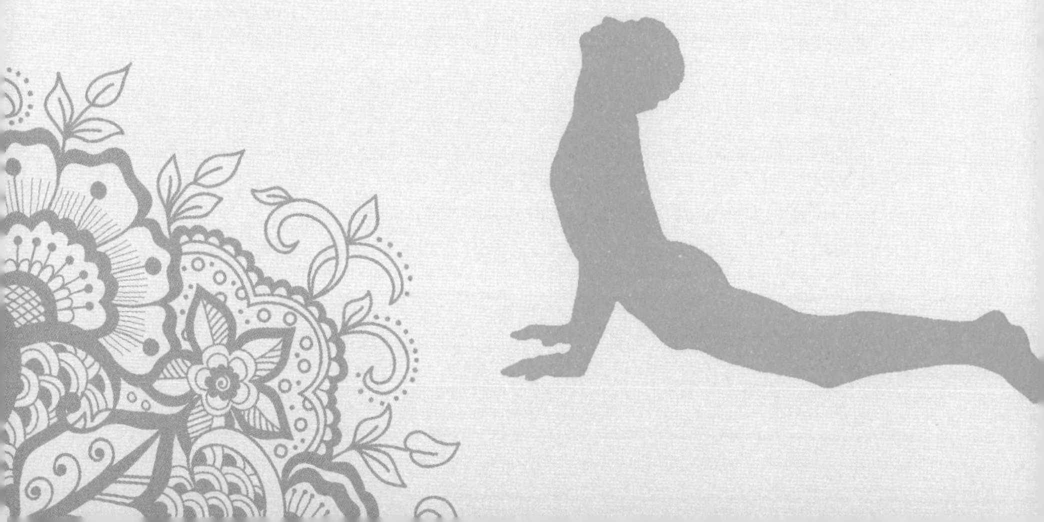

“의로움보다 나은 득이 없고 금식보다 나은 속죄가 없다.” 라고 비쉬마[57](Bhishma)가 임종 시 유디쉬티라[58](Yudhishthira)에게 충고했다.

‘금식에 의해 신들이 하늘의 거주자가 되는 데 성공했다. 비스와미트라[59](Viswamitra)는 천상에서 천 년을 지냈고 매일 한 끼만 먹어서 결과적으로 브라흐마나[60](Brahmana)의 지위를 얻었다. 챠바나(Chyavana)와 자마다그니(Jamadagni)와 바시쉬타(Vasishtha)와 가우타마(Gautama)와 브리구(Bhrigu)- 이 모든 위대한 리쉬[61](rishi)들은 용서의 덕을 입었고 금식을 지킴으로써 천국에 도달했다.’

마하바라타(Mahabharata) 제 13권의 이 구절은 금식의 중요성을 강조하며, 이것은 대부분의 종교에서 불멸과 신성에 밀접하게 관련 되어온 행위이다. 그것은 옛날부터 정치적으로 영적으로 사용되어온 강력한 도구다. 금식은 종교 전반의 공통적인 관행이다. 힌두교도는 나브라트라[62](Navratra) 또는 특정 신들을 위해 마련된 주의 음력 날짜에 맞춰 금식한다. 무슬림은 금식하는 라마단[63](Ramadan)에 음식과 음료를 절제할 뿐만 아니라, 선한 행동을 통해 영혼을 정화하는

57 비쉬마 : 비쉬마는 독신의 서약으로 잘 알려져 있다. 쿠루왕 산타누의 여덟 번째 아들이자 강의 여신.
58 유디쉬트히라 : 힌두 서사시 마하바라타에서 판두왕과 쿤티 여왕의 장남.
59 비스와미트라 : 고대 인도에서 가장 존경받는 현자 중 한 명.
60 브라흐마나 : 인도의 바르나(종성)제도에서 최고위의 사제계급. 바라문(婆羅門)이라고도 한다.
61 리쉬 : (힌두교) 영감을 받은 현자(賢者) 또는 시인
62 나브라트라 : 9박10 일에 걸쳐 매년 가을에 열리는 힌두 축제
63 라마단 : 회교력에서 제 9월. 이 기간 중에는 일출에서 일몰까지 금식함

데 중점을 둔다. 일년 내내 유대인은 회개를 하며 따로 떨어진 6일 동안 금식을 하는데, 그 중에서 욤 키푸르[64](Yom Kippur)가 가장 성스러운 날이다. 대부분 교단의 기독교인들은 사순절을 지키며, 불교의 승려들은 집중 명상 기간에 금식을 하고 보통 기간에는 오후가 지나서 아무것도 먹지 않는다. 몰몬 교도들은 매달 첫 번째 일요일에 금식을 권장한다.

마하트마 간디(Mahatma Gandi)부터 이롬 샤르밀라(Irom Sharmila)까지 인도 역사 내내 정치운동가들은 정치적 목적을 위해 단식을 했었다. 간디는 그의 책 『진실에 대한 나의 실험(My Experiments with Truth)』에 따르면, 그는 별로 특별하지 않게 금식에 입문했던 것 같다.

'나는 바이쉬나바(Vaishnava) 가정에서 태어나 모든 종류의 어려운 서약들을 지켜야만 했던 어머니에게서 태어났기 때문에 인도에 있는 동안 에카다쉬(Ekadashi)와 다른 금식들을 봐왔다. 그리고 나는 단지 부모님을 기쁘게 하기 위해 어머니를 따라 했었다.'

그러나 나중에 인도의 자유를 위해 죽음을 각오한 금식을 하기로 했던 그의 결심은 너무나 강력해서 이 나라의 역사를 바꾸었다. 그의 책 『비폭력 저항(Non-Violent Resistance 사티야그라하Satyagraha[65])』에서 간디는 이렇게 말했다.

'정신적 금식이 타파스(tapas)[66]인 반면 육체적 금식은 비폭력 군단

64 욤 키푸르 : (유대교의) 속죄일
65 비폭력 저항
66 타파스(tapas) : ①열을 내다 ②내부 정화에서 자기 수양에 이르기까지의 다양한

의 강력한 무기다. 모든 사람이 이것을 할 수는 없다. 육체적인 능력만으로 이것을 할 수 있는 것은 아니다. 신에 대한 믿음 없이는 아무 소용이 없다. 기계적인 노력이나 단지 제한하는 것이 되어서는 안 된다. 이것은 영혼 깊숙한 곳에서부터 나와야 한다. 그래서 이것은 언제나 드물기 마련이다.'

그럼 왜 사람들은 금식을 할까?

간디 같은 정치 지도자들은 논점을 부각하기 위해 했다. 반면 다른 이들은 속죄, 겸손, 정화, 영적 명령을 따르는 길로서, 우리가 보통 당연하게 여기는 음식의 가치와 중요성을 상기하기 위해 금식을 한다.

이유가 무엇이든, 우리는 셀 수 없이 많은 금식과 정화의 이점들을 가볍게 여길 수 없다. 이 장(章)에서는 일상 생활에서 생기는 수 많은 독들을 몸에서 제거하고 정화하는 많은 방법들을 소개할 것이다.

오늘날 독은 우리 삶에 만연해있다. 실내와 실외의 대기오염, 가공식품, 화학물질, 플라스틱, 쓰레기 등등 끝이 없을 정도다. 그러나 이 독들을 제거하기 위해 우리는 고대의 요가 수련과 아유르베다를 들여다 볼 수 있다.

정화는 요가 수련의 필수적인 부분이다. 크리야(kriyas)와 프라나야마(pranayama)같은 전통적인 정화 방법들이 일상 생활을 저해하는 장애와 긴장을 해소하도록 처방될 수 있다. 그러나 이 방법들은 또한 다른 심각한 만성질환들을 유발하는 알레르기를 없애는데도 매우

정신 수련.

효과적이다. 샷 크리야(shat kriyas) 외에도 가능한 한 생활에서 플라스틱을 사용하지 않고, 차나 커피를 줄이는 것 등으로 당신의 정화를 시작할 수 있으며, 그리고 나서 금식이나 샷 크리야 같은 수련을 시작해볼 수 있다.

생활 속의 독을 정화하는 방법을 반복해서 읽어 이해할 수 있도록 하기 바란다.

금식- 뱃속에 휴일 주기

나의 할아버지와 크리쉬나마차리야 선생님께서는 문데이 이후 11일째가 되는 에카다쉬[67] 날에 금식을 하셨다. 그 날 그분들은 음료만 드셨는데 주로 우유를 드셨다. 나도 이와 비슷한 금식을 정기적으로 하고 있다.

정기적인 금식으로 당신의 시스템을 재설정하라. 첫 번째 긍정적인 충격은 소화시스템에 온다. 이것은 계속해서 음식을 소화해야 하는 위장에 휴식을 준다. 다른 기계와 마찬가지로 소화시스템도 휴식이 필요하다. 그러나 금식의 이점은 소화기관에만 국한되지 않는다. 하루의 금식은 소화기관에게 소화액을 축적하는 고된 일로부터 휴식을 주며, 몸에서 독을 제거하고 면역력을 키울 수 있게 한다. 과학은 금

67 에카다쉬 : 열일곱, 열한 번째

식이 노화를 거꾸로 돌리고 면역력을 키운다는 것을 보여주었다. 금식을 정기적으로 하는 사람들을 대상으로 한 연구는 금식으로 혈압, 콜레스테롤, 인슐린 민감성이 개선된다는 것을 보여주었다. 금식은 종양의 성장을 지연시키고 다양한 종류의 암세포를 화학 요법에 민감하게 함으로써 화학 요법을 향상시키는 것으로 나타났다.

단순히 일주일에 한 번, 또는 한 달에 한 번 금식을 함으로써 당신의 시스템 전체가 점검된다.

요기들은 32일간 먹는 음식들이 한 방울의 피로 변환된다고 생각한다. 32방울의 피가 된 후, 이 피들이 한 방울의 생명력이나 불멸이 되기 위해서는 32일이 지나야 한다. 32방울의 생명력이 생성된 후, 다시 32일이 지나서 한 방울의 암리타 빈두(amrita bindu) 또는 불멸의 꿀이 만들어져 머리에 저장된다.

암리타 빈두는 두뇌의 송과선에 저장된다. 이것을 신들의 꿀, 암브로시아(ambrosia)라고 생각하라. 당신을 통과하는 암리타 빈두의 흐름은 몸에서 달이 범람하는 것으로 생각할 수 있다. 암리타 빈두는 몸이 독에 저항하게 한다. 이것은 몸과 마음에 침을 공급하고 빛을 밝힌다. 빈두의 비축이 줄어들면 수명도 줄어든다. 건강한 빈두는 건강과 마음의 명료성을 보존하다.

빈두는 비파리타 카라니[68](Viparita Karani)같은 몸을 거꾸로하는 자세에 의해 보존된다. 몸을 거꾸로 하기 위해 다리를 벽에 대고 올린

68 비파리타 카라니 : 다리는 벽에 상체는 바닥에 두고 눕는 요가 자세

다. 또는 정기적으로 수련을 하거나 이것에 익숙한 사람은 시르사사나[69](Sirsasana), 사르방가사나[70](Sarvangasana)를 한다. 금식을 하면 우리 몸은 소화액과 암리타 빈두 만들기를 쉬게된다. 당뇨병 전단계 (혈당치가 정상보다 높을 때)이거나 가벼운 고혈압이 있는 경우, 식사를 건너 뛰는 것으로 시작할 수 있다. 그러나 이 식이요법을 채택하기 전 의사와 상담을 하라.

40세 이상이고 전에 금식 한 적이 없다면, 몸이 새로운 식습관에 적응하기가 어려울 수도 있다. 그러므로 금식을 할 때 주의를 기울이는 것이 중요하다.

독소를 제거하는 크리야[71](Kriyas)

『하타요가 프라디피카[72](Hata Yoga Pradipika)』에 아주 자세하게 쓰여진 인기 있는 정화방법은 샷 크리야(shat kriyas)다. 리쉬들(rishis)이 사용했던 이 고대의 요가 기술은 영적 수련을 위해 몸을 깨끗하게 하고

69 시르사사나 : 머리를 바닥에 대고 거꾸로 서는 요가 자세
70 사르방가사나 : 어깨와 목 머리를 바닥에 대고, 손으로 등을 지지하며 하체를 들어올린 요가 자세
71 크리야 : ①일반적으로 특정 결과를 달성하기 위한 요가 수련 방법
②우리 몸 중 소홀하기 쉬운 부분을 정화하거나 통제하는 수련
72 하타요가 프라디피카 : 15세기에 스바트마라마가 산스크리트어로 쓴 하타요가의 고전

건강하게 하기 위해 사용되었다. 그렇다면 샷 크리야스(shat kriyas)란 무엇일까?

샷 카르마(Shat karmas) 또는 샷 크리야스(문자 그대로 번역하면, 여섯 가지 방법)는 내부 장기를 정화하기 위해 처방된다. 15세기와 16세기에 스와미 스와트마라마(Swami Swatmarama)가 자세히 설명한 바에 따르면 샷 크리야는 하나의 도구로서 긴장된 부분을 해소하여 우리 몸에서 독소를 제거한다. 6개의 크리야는 네티(neti, 잘라jala와 수트라 sutra를 포함하여), 다우티(dhauti), 바스티(basti), 나울리(nauli), 카팔라바티(kapalabhati) 그리고 트라타카(trataka)다. 이들 모두는 적절한 지도에 의해 행해져야 한다. 요가 구루(yoga guru)로서 훈련을 받은 사람에게 이 크리야를 배우는 것이 중요하다. 스스로 혼자 해보거나 유튜브 강의를 통해 하지 않도록 해야 한다.

1. 네티(Neti) : 이 방법은 비강과 부비강을 청소하여 림프계에서 독소를 제거하도록 자극한다(림프계는 백혈구를 포함하는 항세균 유동체인 림프를 날라서 몸의 독소를 제거하는 조직과 기관의 네트워크다). 잘라(jala)와 수트라(sutra) 네티는 모두 알레르기, 감기, 기관지염, 천식에 대한 우수한 치료법이다.

• 수트라 네티(Sutra neti) : 면실과 고무 카테테르(체내에 삽입하여 소변 등을 뽑아내는 도관)를 오른쪽 콧구멍에 넣는다. 실을 비강을 통과하여 목구멍으로 내려간 고무 카테테르를 따라 넣어 입에서 꺼낼 수

있게 한다. 실을 앞뒤로 세 번 잡아당긴다. 왼쪽으로 바꿔서 한다. 이 방법은 연습을 필요로 하고 처음에는 혈관이 실에 의해 상처가 나 피가 날 수 있다. 그러나 이 방법에 편안해질 테니 걱정할 필요가 없다. 실을 부드럽게 하기 위해 옛날 방법대로 실을 밀랍에 적셔 시도해 볼 수 있다.

필요한 집중과 마음 챙김 없이는 시도하지 말아라. 고통이 일어나거든 천천히 해라. 당신이 너무 빨리 잡아당기고 있을 것이다.

이 크리야는 울혈을 제거하고, 겨울이나 알레르기 시즌 동안에 번성하는 호흡장애를 완화한다. 이것은 한쪽 콧구멍이 다른 쪽에 비해 자주 막히는 사람에게 유용하다.

모든 크리야에 최고의 시간은 이른 아침 공복 때다. 매일 크리야를 하는 것을 피하도록 하라. 일주일에 두세 번이면 충분하다.

• 잘라 네티 (Jala neti) : 이 비세정 기술에는 일반적으로 네티 주전자가 사용되며, 계절 알레르기가 있는 사람들에게 아주 좋다. 주전자의 미지근한 증류수에 약간의 바다소금이나 히말라야 소금을 섞어 주둥이 부분을 사용하여 한 쪽 콧구멍에 붓는다. 물은 자동적으로 다른 쪽 콧구멍으로 흘러나가 비강을 청소하고 먼지와 박테리아로 가득 찬 점액을 제거한다. 이때 입으로 숨을 쉰다.

천식이 있는 사람은 요가 선생님이 근접해서 감독하지 않는 한 잘라 네티를 피해야 한다. 잘라 네티는 추운 날씨에는 권장되지 않는다. 이것이 추위를 더 심하게 하고, 콧구멍 뒤로 물기가 남아있으면 가래가 쌓이게 된다. 그래서 나는 숙달하는데 더 어렵더라도 수트라 네티를 추천한다. 이 방법은 울혈을 악화시킬 염려가 없기 때문이다.

2.다우티(Dhauti) : 다우티는 정화를 의미한다. 이 크리야의 설명은 혀와 눈, 귀 기타 등등을 세척하는 방법들을 포함한다. 다우티 크리야는 많은 양의 소금물을 마시거나 긴 실을 목을 통해 밑으로 넣어서 식도와 위를 세척하는 다른 방법들을 포함한다. 전문가들에 의해 지도를 받아 다우티 크리야에 익숙하게 된 수련자들은 이 방법을 정기적으로 수련함으로써 알레르기, 위산, 천식까지도 치유되는 것을 보게 될 것이다.

이 크리야를 할 때 거식증, 식용 이상 항진증 같은 문제들이 발생할 수 있다는 점을 잊지 말고 주의해야 한다.

2리터의 따뜻한 물에 한 티스푼의 소금을 넣어 마신다. 빨리 마시되, 똑바로 서 있는다. 앞으로 구부리고, 손으로 배를 누르고, 다른 손의 손가락들을 목구멍에 펴서 넣어 물이 나올 때가지 구토를 유도한다. 빈속에 시도한다.

3. 바스티(Bhasti) : 장을 정화하는 방법이다. 관장제처럼 물을 항문으로부터 넣어 결장을 세척한다. 다른 방법으로는 수련자가 몇 리터의 소금물을 마시고 직장을 통해 쏟아내어 장을 청소하는 방법이 있다. 장을 자극해서 혈액을 정화하고, 몸의 독소를 제거하는 비트는 요가

동작 시리즈를 통해 물이 쏟아져 나오게 할 수 있다. 이 방법은 알레르기와 피부병에도 도움이 된다.

4. 나울리(Nauli) : 복부 근육을 수축하고 회전시키는 수련방법으로, 자쓰라 아그니를 자극해서 소화 불량을 치료한다.

5. 트라타카(Trataka) : 정신의 독을 제거하기 위해 사용되는 놀라운 방법이다. (명상에 관한 장을 참조) 이것은 노안에 도움이 된다. 이 수련은 안구 근육을 유연하게 한다.

6. 카팔라바티(Kapalabhati) : 이 강력한 호흡 방법은 폐의 깊숙한 곳으로부터 독소를 없애버리며 아사나 수련 후 다른 프라나야마와 함께 행해진다. 요가에 새롭게 입문했다면, 몸을 정화하는 더 온화하고 안전한 방법으로서 프라나야마를 추천한다 (다음 부분을 참조).

당신이 노련한 수련자가 아니거나 이 정화법을 따라 할 수 있는 뛰어난 선생님의 지도가 없다면, 나는 나울리, 바스티 그리고 다우티 방법을 절대 지지하지 않는다. 그러나 요가 초보자도 끈 사용 방법을 가르쳐줄 수 있는 선생님을 찾아 네티를 수련할 수 있다.

당신이 지속적인 아사나수련을 한다면 지나친 샷 크리야를 해서는 안된다. 수련에서 이미 많은 호흡이 요구되기 때문이다. 샷 크리야는 단지 일시적인 안도감을 줄 뿐이고 아사나 수련을 보완하는 것으로 사용되어야 함을 기억해야 한다.

신체 긴장을 완화하는 오일배스(Oil Baths)

몸 내부의 독을 제거하는 모든 방법들에 대해 이야기해 봤으니, 이제 몸 외부에 대해 이야기 해보자. 아쉬탕가 요가에서 토요일은 수련을 쉬는 날이다. 이 날 모든 요기들에게 오일배스(Oil Bath)를 권유한다. 오일배스는 마시지와 다르다. 오일배스는 몇 분 동안 피부에 오일을 바르고 앉아서 피부와 근육에 스며들도록 기다리는 반면, 마사지는 더 강하고 오래 하는 것이다.

오일에서 나오는 열이 관절을 부드럽게 하고 통증, 근육통, 염증에 도움이 된다. 이것은 매우 강력한 방법이다. 이 날은 편히 쉬면서 오일배스를 하고, 몸에 지나친 스트레스를 삼가도록 한다.

일주일에 한 번씩 하는 오일배스는 통증과 모든 염증, 피부 알레르기에 탁월하다. 오일 마사지를 전문으로 하는 아유르베딕 센터에 갈 수 없다면, 당신 스스로 할 수도 있다. 스스로 하는 마사지 방법을 아비얀가(abhyanga)라고 한다.

코코넛 오일, 피마자유 또는 아몬드 오일이 사용된다. 피마자유는 너무 진해서 열을 가해 옅게 만든다. 이 오일을 머리에 사용하고, 십오 분간 기다린 후 다른 신체부위들을 마사지 한다. 문지를 때 오일을 손바닥으로 문질러 몸에 열을 내게 한다. 그리고 십 분에서 십오 분을 기다린다. 쉬카카이(shikakai, 자연 비누)혼합물, 비누, 견과 파우더와 아라뿌(arappu) 파우더 (알비키아 아마라 Albikia amara 나뭇잎으로 만듬)와 뜨거운 물로 몸의 오일을 닦아낸다. 파우더 믹스를 원 모양으로 닦아내어 오일을 제거한다. 뜨거운 샤워는 독소를 땀으로 더 잘 배출하도록 해준다.

지나치게 파우더, 로션, 크림을 사용하면 이것들이 피부의 구멍을 막고 신체에서 독소가 배출되는 것을 막기 때문에 피해야 한다.

오일배스는 아주 효과적이기 때문에 나는 학생들에게 마사지를 받지 말라고 한다. 나는 깊숙한 피부조직의 마사지는 신경계를 다치게 한다고 생각한다. 마사지는 수련을 많이 하지 않는 사람들에게는 좋다. 하지만 활동적이고 매일 수련을 하는 사람들에게는 다른 사람이 몸을 누르고, 등을 꺾고, 밀고 돌릴 필요가 없다.

주로 앉아서 생활을 한다면 마사지가 혈액을 순환하고 몸을 잘 움직일 수 있게 할 수 있다. 물론 마사지는 규칙적인 수련과 같은 이점을 절대 줄 수는 없다.

변비를 없애는 피마자 오일

어렸을 때 6개월 마다 한 번씩 할아버지께서는 나의 소화를 돕기 위해서 피마자 오일을 커피에 섞어 주셨다. 나는 이 유해해 보이는 음료를 피해 도망가곤 했다.

그러나 피마자 오일은 만성 변비를 겪는 사람들에게 놀라운 배변완화제다. 어렸을 때 나는 35~50ml의 피마자 오일을 마시고 햇빛에 앉아있었다. 이 오일은 내부의 열을 올리고 땀과 다음 날의 소변으로 독소를 내보내는 역할을 한다.

이 방법 대신에 잠자기 전, 며칠밤 연속으로 피마자 오일 한 스푼을 생강차에 타서 마시면 아침에 결장을 정화할 수 있다.

당신이 추운 나라에 산다면 소나무키잎(sonamukhi, 계수나무 가는잎쐐기풀)을 끓여 소화를 돕고 정화시키는 차를 만들면 된다. 이것은 간에서 효소 분비를 자극해서 뛰어난 배변완화제 역할을 한다.

이 두 가지는 강력한 설사제로서, 주의해서 사용해야 하고 전체 과정에서 수분을 공급해야 한다.

커피 한 잔의 법칙

수년간 나는 세상이 잠든 아침에 일찍 일어나 아사나 수련을 하러 오는 것이 무척 힘든 과제였던 학생들에게 '노 커피, 노 프라나 (no coffee, no prana)' 라고 말하곤 했었다. 그래서 그들이 어떻게 깨어나 정신을 차리느냐고 물어보면 나는 커피를 마시라고 대답했었다.

나는 12살 정도 되었을 때 커피를 마시기 시작했다. 남인도에서는 중세 시대부터 오랜 커피 역사를 가지고 있다. 커피를 적은 양만 마시면 건강에 좋다. 그러나 다른 중독처럼 그것의 효과는 줄어든다. 하루 종일 커피를 마시거나 불안이나 스트레스를 줄이려고 커피를 마신다면 커피잔을 내려놓는 것이 좋다. 좋은 것보다 해로운 것이 더 많기 때문이다. 커피중독은 알코올, 음식이나 다른 중독들의 관문이 될 수 있다.

아사나 – 궁극의 해독

아사나 자세로 앉아있거나 마사지를 받는 것은 해독을 하고 긴장을 풀기에 좋은 방법이다. 그러나 이것은 운동이나 아사나 수련에 도움이 되지는 않는다. 땀을 흘리는 것이 BPA(플라스틱으로부터 오는)와 프탈레이트(phthalates 화장품부터 페인트까지 사용이 되는)같은 독을 제거하는 것에 도움이 된다. 이것들은 우리가 생각 없이 일상에서 사용하는 것들로부터 몸에 들어오게 된다. 규칙적인 수련은 지방을 태우고 비만을 방지한다.

요가는 헬스장에서 하는 어떤 운동들에 비해 최고의 운동형태다. 요가 수련 중 내장들을 운동시키고, 혈액을 순환시키며, 몸에서 독소를 제거하고 몸 밖으로 밀어내거나 씻어내 버린다. 물론 햇빛에서 서 있기만 해도 땀을 흘릴 수 있다. 그러나 이것은 외적인 열이다. 아사나 수련은 내적인 정화다.

호흡을 마시고 내실 때 자쓰라 아그니 또는 뱃속의 불이 활성화된다. 이것은 다른 아그니들을 키우는 최고의 아그니다. 할아버지께서는『요가말라』에서 이 비유를 쓰셨지만, 나는 이것을 읽지 않은 사람들을 위해 다시 쓰겠다. 금은 불순물에서 나온다고 그는 얘기했다. 이것은 제련이라고 하는 열을 가하는 과정에서 만들어진다. 그래서 불순물 조각들이 금과 함께 값비싼 금속들과 분리되면서 금이 태어나게 된다.

열을 가할 때 금이 불순물에서 나오는 것처럼, 우리는 피에 열을 가하도록 수련을 한다. 나는 간단한 움직임으로 액체가 되는 것을 생각한다. 호흡기술, 요가수련의 조합은 피를 묽고 따뜻하게 하게 해서 모든 장기에 막힘 없이 흘러 몸에 영양을 공급하게 하다. 훈련된 요가 수련은 우리 안에서 열과 에너지를 만들어 피가 몸 전체에 순환하게 한다. 이것은 음식이 쉽게 소화되고 소화액이 증가하고 독소가 효율적으로 제거되는 것을 의미한다.

반면에 당신이 규칙적으로 아사나와 호흡 수련을 한다면 심각한 소화장애나 건강문제가 없는 한 판차카르마(panchakarma) 정화를 할 필요가 없다. 판차카르마는 몸의 독소를 정화하는 다섯(panch) 종류의 치유법이다. 오일과 스팀 테라피, 림프계 마시지와 관장이 도샤의 균형을 맞추고 축적된 독소를 제거하는 치유법들이다. 그러나 이것을 할 수 없다면 건강하지 않는 삶으로 다시 돌아가게 된다. 샷 크리야 같은 판차카르마는 지속되지 않는 치유이고 단지 일시적인 완화를 할 뿐이다. 요가는 정화되고 독소가 없는 삶을 사는 가장 지속적인 방법이다.

이 책을 더 읽어 아사나를 당신의 삶 속의 한 부분으로 만들어서 나이 들지 않는 궁극의 비밀을 밝혀내기 바란다.

- 금식은 소화기관을 정비한다.
- 샷 크리야(shat kriyas) 수련은 알레르기를 치유한다.
- 오일배스(oil baths)는 근육의 긴장을 완화한다.
- 마사지는 결국에 신경계를 손상시키므로 피하도록 한다.

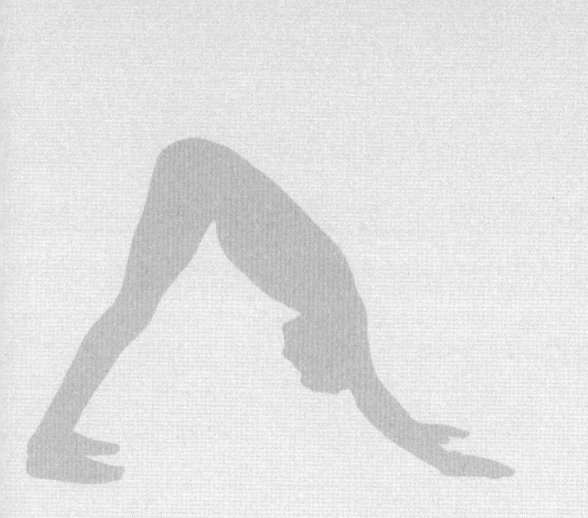

5

당신이 필요로 하는 아사나 10개

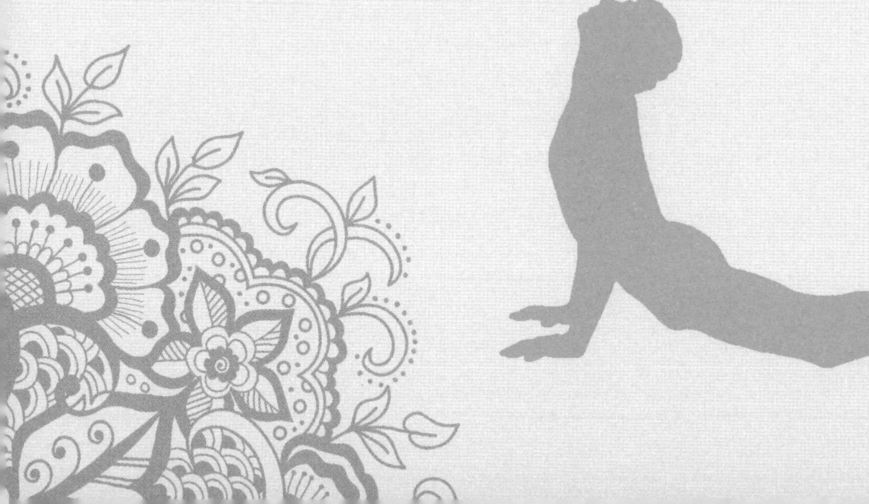

음식, 반복되는 일상, 습관에 대해 다뤄봤으나 이것은 요기의 책이니만큼 아사나 수련(요가의 육체적인 부분)에 대해 이야기해봐야겠다. 아마도 당신은 어딘가에서 요가클래스에 가봤거나 요가 개인교습에서 또는 텔레비전에서 처음 요가 수업을 들었을 수 있다. 그리고 당신은 요가를 매트 위에서 몸을 구부리는 동작들로 연결시킬 것이다. 그러나 파탄잘리의 요가수트라에서 어떤 아사나 수련도 다루지 않는다는 것을 알고나서 놀랄 것이다. 고대의 리쉬(rishs)들은 그들의 몸을 강하고 유연하게 해서 엄격한 명상을 견뎌낼 수 있게 하는데 아사나를 사용했다. 오늘날 요가의 육체적인 면은 정신적인 면보다 더 중요해졌다. 철학에 전념하거나 삶의 방식을 절제하는 것보다 육체적 수련이 더 쉽기 때문이다. 요가의 매혹적인 부분은 아사나의 길을 먼저 따르는 사람은 느리게 가지만 수련의 정신적인 부분이 자동적으로 따라와서, 요가 매트 위에 있을 때나 없을 때나 요가의 방식대로 삶을 탐구하고 살게 된다는 것이다.

그럼 왜 아사나 수련이 중요한 것일까? 가장 분명한 이유는 건강일 것이다. 사람들이 내게 찾아올 때 가장 공통적인 문제는 호흡과 호흡기관의 문제다. 이것은 주요한 사망 원인들 중 하나로서 전세계에 걸쳐 도회지에서 7만명의 사람들이 대기오염으로 사망한다. 그 중 28퍼센트의 사망은 인도에서 벌어진다.

아사나는 질병에 대항해 몸을 건강하게 할 뿐만 아니라 몸을 공격하는 질병을 치유한다. 당신은 나에 관한 이야기를 읽었을 것이다. 어린 시절 병들었던 몸을 치유했던 것은 아사나의 힘이었다.

어떤 운동을 시작하기 전에 의사와 상담하기를 바란다. 의학적으로 상태를 호전시키기 위해 한다면 특별히 더욱 그렇다. 이것은 의술의 대체재가 아니라 적절히 행해졌을 때 강력한 보완제가 된다.

누구에게 좋을까?

아사나는 하타요가를 시작할 때 첫 번째 위치에 있다. 아사나를 굳건하게 한 사람은 질병에서 자유롭고 팔다리가 가볍다.

요가 수련과 요가 수련자, 둘 다 어렵고 위협적으로 보일 수 있다. 그러나 누구나 요가를 할 수 있다. 이 섹션에서 평생 한 번도 요가를 해보지 않았거나, 몇 번 해본 사람들도 할 수 있는 아사나들을 포함시켰다. 모든 연령층을 위한 아사나들이다. 예방조치와 수정사항을 주의 깊게 읽기 바란다.

빈야사

아사나는 적절한 호흡 기술 없이는 아무것도 아니다. 아쉬탕가에는 호흡에 대한 특별한 집중이 있다. 각 아사나는 강렬한 들이마시기와 내쉬기를 동반한다. 이것을 빈야사라고 부른다. 각 움직임마다 하나의 호흡이 있는 호흡과 동작의 시스템. 예를 들어, 수리야 나마스카라 A에는(나중에 이 섹션에서 설명한다) 9개의 빈야사가 있다. 아사나는 특정 방법으로 만들어지기 때문에 단지 육체적 동작만 배우는 것이 아니라 올바른 때에 숨을 마시고 내쉬는 법 또한 배우게 된다.

빈야사는 당신의 장기를 정화하고 강화시키는 내적인 열을 만들어 낸다. 그리고 땀은 빈야사의 중요한 부산물로서 질병과 함께 몸에서 배출된다. 마시고 내쉬면서 호흡기관에 집중함으로써 아사나는 당신의 폐가 다음 단계인 프라나야마를 준비할 수 있게 한다.

언제 마시고 내쉴지를 기억하기 좋은 방법을 말하자면, 위를 향하는 아사나는 마시는 호흡에 지배되고, 밑을 향하는 아사나는 내쉬는 호흡에 지배된다. 팔을 위로 뻗거나 가슴을 목쪽으로 향하면 마시고, 구부리거나 밑으로 향할 때는 내쉬게 된다.

아쉬탕가 시퀀스

아쉬탕가 요가는 여섯 세트의 시퀀스로 구성되어 있다. 수련자는 프라이머리(primary) 시리즈로 시작하는데, 그 후 몇 명은 인터미디어트(intermediate) 시리즈로 나아간다. 아주 적은 수의 수련자만이 어드밴스드(advanced) 자세들로 나아가는데, 이것은 어드밴스드 A부터 D까지 네 가지로 되어있다. 프라이머리 시리즈는 요가 치키차(Yoga Chikitsa)라고 불리며, 문자 뜻대로 하자면 요가 테라피(therapy)를 의미한다. 이것은 아사나와 호흡 기술들을 통해 우리를 건강하게 하고 질병을 없애고 몸을 정화한다.

아쉬탕가 시퀀스는 기초적인 시퀀스인 수리야 나마스카라 A와 B로 시작하는데 먼저 체온을 올려준다.

그 뒤를 이어 트리코나사나, 트리코나사나 B, 파르쉬바코나사나 같은 스탠딩 자세들이 이어진다. 이 자세들은 외적 수준에서 다리를 튼튼하게 하고, 지방에 영향을 미쳐 허리와 복부를 날씬하게 한다. 내적인 수준에서는 소화와 호흡기관에 작용하여, 이 기관들이 스탠딩 자세들에 의해 튼튼하게 된다.

수련의 주요 목적 중 하나는 허리를 상체 또는 흉부보다 좁게 줄여서 비만과 같은 질병을 피하는 것이다. 하타 요가 프라디피카(Hatha Yoga Pradipika)에서 말하기를,

하타 요가가 완벽해지는 징후는 몸이 날씬해지고, 말이 유창하고,

내부의 소리가 분명하게 들리고, 눈이 명료하고 밝아지며, 몸이 모든 질병으로부터 자유로와지는 것이다. 그리고 정액이 농축되고, 소화의 불이 증가되며 나디(nadis)[73]가 정화되는 것이다.

간단히 말해서 허리가 날씬해지고 배가 들어가면 자동적으로 건강해질 것이다.

그리고 나서 전굴자세로 들어간다. 바따 코나사나, 우파비스타 코나사나, 자누 시르사사나 같은 아사나들은 척추와 상체의 근육들, 다리와 팔을 늘여준다. 아사나 수련은 몸과 마음에 육체적이고 정신적인 안정감을 가져온다. 그래서 명상이나 프라나야마[74]에 집중을 더 잘할 수 있게 하고 침착하고 강하고 건강하게 하여 나이 들지 않는 비밀을 알려준다. 여기에 마법이란 없다.

아사나 수련을 하기 전 마음가짐

시간 : 인내심은 좋은 아사나 수련의 핵심이다. 요가는 여느 다른 운동의 형태와 다르다. 아사나는 완벽해지는데 시간이 걸린다. 힘을 키우는데 시간이 걸린다. 여기에 지름길은 없다. 짧은 시간의 수련으

73 나디 : 산스크리트어로 "튜브", "채널"또는 "흐름"을 의미. 신체를 통해 에너지가 이동하는 채널 네트워크를 나타낸다.

74 프라나야마 : 호흡 수련

로 시작을 해서, 편안하면서 강하고 유연해지면 아사나들을 추가해 나간다.

매일 수련을 할 때만이 근육들이 풀어진다. 골반이 잘 돌아가고, 관절이 열릴 것이다. 그러면 당신은 더 강해져서 수련시간을 늘려나 갈 수 있다.

매일 30분이나 40분 수련으로 시작한다. 이만큼만 해도 당신의 건강에 놀라운 차이를 가져올 것이다. 당신의 몸은 잘 정렬이 되고 호흡은 강해지고 신체가 자유롭게 움직이는 것을 보게 될 것이다.

장점 : 아사나는 몸 내부에 있는 각각의 장기에 작용을 하기 때문에 각 아사나는 해당된 특별한 이점들을 가지고 있어 전반적으로 건강에 도움이 된다. 예를 들어, 바따 코나사나는 소화기관에 작용을 하고, 우르드바 다누라사나는 호흡기관에 도움을 준다. 트리코나사나, 웃카타사나, 비라바드라사나 같은 스탠딩 자세들은 복부 하단에 영향을 끼치고 다리를 강화시킨다. 그리고 모든 아사나에서 주의깊게 호흡을 하면 호흡 기관들 또한 더욱 운동이 된다. 프라나야마는 호흡 기관에 매우 이롭다.

헌신적인 수련은 당신의 몸을 튼튼하고 건강하게 하며 되풀이하여 발생하는 질병들을 제거해준다. 강한 아사나 수련은 또한 노화관련 부상을 완화하고, 나이가 들면서 나빠지는 치유능력을 향상시킨다. 아사나는 불안, 스트레스 수면장애를 앓고 있는 사람들에게 매우 이

롭다.

아사나 수련을 하는 동안 얻게 되는 정신적인 수련은 내가 충분히 강조를 할 수 없을 정도다. 당신이 화가 나거나 슬플 때 호흡이 낮아지고 분열되고 심박수가 상승하는 것을, 또는 누군가에게 소리를 지르거나 교통체증에 신경질적으로 반응할 때 심박수가 상승하는 것을 지켜봐라. 수련 후에 당신이 즉시 느끼게 될 이점은 마음의 평화다. 마지막에 사바사나를 거르지 말 것.

유연성과 힘 키우기 : 어떤 사람들은 안정감을 타고났지만 유연하지 못한 반면, 정반대인 사람들이 있다. 이 두 가지의 균형을 잡기 위해, 매일 수련을 할 필요가 있다. 한번에 너무 많은 아사나를 하려고 하지 마라. 매일 매일 아사나 수련을 향상시키면서 지구력과, 힘, 유연성을 키우고, 그 다음에 천천히 아사나들을 추가해야 한다. 매일 수련을 하면 균형 상태에 이를 것이다.

바닥에 앉기 : 파탄잘리는 아사나를 앉는 것으로 묘사한다. 어떤 자세로 앉기는 견고하면서도 편안해야한다. 매일 바닥에 앉으면 몸이 적응하게 된다. 그런 후에야 특정한 유연성을 향상시킬 것이다.

호흡 : 처음엔 특정한 아사나에서 호흡이 낮고 짧아지는 것을 느낄 것이다. 그러나 반복해서 규칙적으로 수련을 하면 호흡을 고르게 하

고 각각의 마시고 내쉬는 호흡을 길게 할 것이다.

아사나를 하는 동안 집중하고 의식해서 호흡을 해야 한다. 이렇게 호흡을 하면 상반신을 확장하고 폐의 용량을 향상시킨다. 웃자이 호흡은 호흡을 강력하고 튼튼하게 한다.

적절하게 마쉬고 내쉬는 호흡은 우리를 고요하게 하고, 화를 줄이고, 감정적인 불안정과 산만함을 줄여준다. 이러한 것들은 몸에서 산소가 부족해서 생기는 것이다.

장비 : 요가의 가장 좋은 점은 많은 준비가 필요하지 않다는 것이다. 편안한 옷, 매트 또는 깔개, 개방된 약간의 공간, 오랫동안 건강한 삶을 살기 위해 몸을 치유하고자 하는 의지 뿐이라는 것이다.

매일 하는 아사나 시퀀스

1. 수리야 나마스카라 (Surya Namaskara) A와 B

수리야(surya)는 에너지의 근원이다. 이것은 생명을 주는 것이다. 지구의 모든 것은 수리야 때문에 있는 것이다. 인도 철학에서 수리야 또는 태양은 건강을 관리하는 장관과 같다. 여기에서 당신의 모든 비타민과 미네랄이 나온다.

아로기얌 바스카랏 이크쳇(Arogyam bhaskarat icchet), 이것은 당신

이 건강을 얻고자 한다면 태양신에게 기도를 해야 한다는 뜻이다.

수리야 나마스카라를 할 때 이 수련은 당신의 내부에 있는 당신의 몸을 건강하게 만드는 기관인 태양 에너지를 향하는 것과 같다.

요가 수련에서 우리는 언제나 수리야 나마스카라로 시작한다. 자비로운 수리야를 향한 기도, 수리야 나마스카라에는 두 부분이 있다. 이 두 수리야 나마스카라 시퀀스의 육체적인 이점은 여러 가지다. 움직임으로 인해 몸이 따뜻해지고 에너지가 차오르며 힘과 지구력이 향상된다. 몸 전체와 모든 기관들이 이 자세들을 연습함으로써 운동이 된다.

> 태양을 주재하는 신성의 성스러운 송가를 열성으로 찬송하면, 적을 파괴하고 승리와 무한한 최고의 행복을 가져다준다.

수리야 나마스카라를 할 때 신체의 정렬과 마시고 내쉬는 호흡에 적절한 집중해야 하는 것을 기억하라.

수리야 나마스카라 A를 10회에서 15회, 그리고 수리야 나마스카라 B를 5회에서 8회 반복함으로써 시작한다. 이것을 매일 한다면 당신은 다른 운동을 할 필요가 없다. 이것은 2시간동안 걷는 것과 같기 때문이다. 마지막에 파드마사나 자세로 천천히 호흡하며 마무리하는 것을 잊지 말도록.

방법

- 사마스띠티(Samasthitih, 산 자세) 부동자세로 선다. 손은 몸 옆에, 두발은 붙인다. 마치 실 한 가닥이 척추를 타고 머리의 정수리를 통과해 위로 끌어 올리듯이 서 있는다. 숨을 마시고 내쉰다.
- 마시며 두 손을 위로 올리고 두 손바닥을 붙인다. 내쉬며 허리부터 구부려 숙여 우따나사나(Utthnasana) A 자세를 한다. 손을 바닥에 내려 놓는다. 이마를 무릎에 댄다, 손이 바닥에 닿지 않는다면 정강이를 잡는다. 햄스트링이 굳은 정도에 따라 무릎을 굽힐 수도 있다.
- 마시며 우따나사나 B자세에서 위를 향해 본다. 손을 바닥에 두고 점프 또는 뒷걸음으로 몸을 낮춰 낮은 플랭크 또는 차투랑가 단다사나(Chaturanga Dandasana) 를 한다. 낮은 플랭크 자세에서 손바닥은 바닥에, 팔꿈치는 가슴 가까이에 둔다. 어깨가 바깥으로 회전하고 가슴이 무너져 내리지 않게 한다. 목과 등이 일직선이 되게 한다. 엉덩이를 바닥에서 떼는데, 등과 다리가 만든 선에서 벗어날 만큼 너무 높이 들지 않게 한다. 다리를 강하게 유지한다.
- 마시며 위를 보고 우르드바 무카 스바나사나(Urdhva Mukha Svanasana) 자세를 한다. 발가락을 바깥으로 해서 발끝 부분으로 바닥을 누른다. 등과 목을 길게 편다. 손바닥으로 바닥을 누른다. 가능하다면 무릎을 바닥에서 떼고 체중을 발끝으로 지탱한다. 이

것이 어렵다면 무릎을 바닥에 댄다.

- 내쉬며 아도 무카 스바나사나(Adho Mukha Svanasana)자세를 한다. 여기서 요가 호흡을 다섯 번 한다. 어깨를 바깥으로 회전시킨다. 어깨를 으쓱하는 방식으로 귀와 멀어지게 한다. 목은 척추와 직선이 되게 하고, 목을 지나치게 밀지 않도록 한다. 가능한 한 발바닥의 모든 지점이 바닥에 닿게 유지한다. 처음에 뒤꿈치가 바닥에 닿지 않는다면 이 자세를 시간을 들여 연습해라. 그러면 햄스트링이 열려 뒤꿈치가 바닥에 완전히 닿게 될 것이다.
- 먼저 숨을 내쉬고, 마시며 점프 또는 앞으로 걸어 들어와 우따나사나 B 자세에서 위를 쳐다본다. 내쉬며 구부려 머리를 무릎에 대어 우따나사나 A를 한다.
- 마시며 팔을 위로 들어 손바닥을 붙인다. 내쉬며 팔을 내려 몸 옆에 붙이고 사마스띠티 자세로 돌아온다.

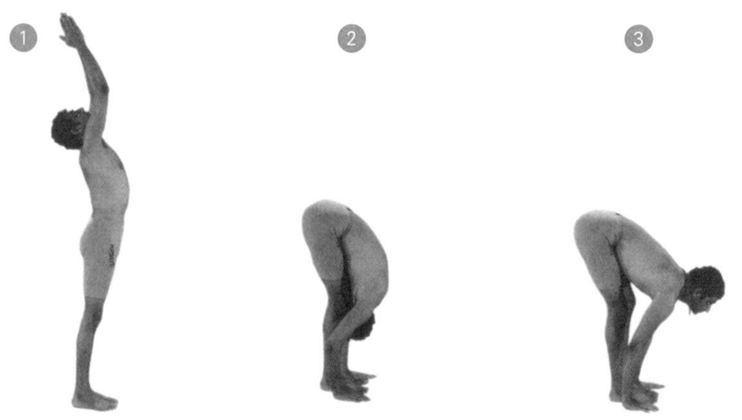

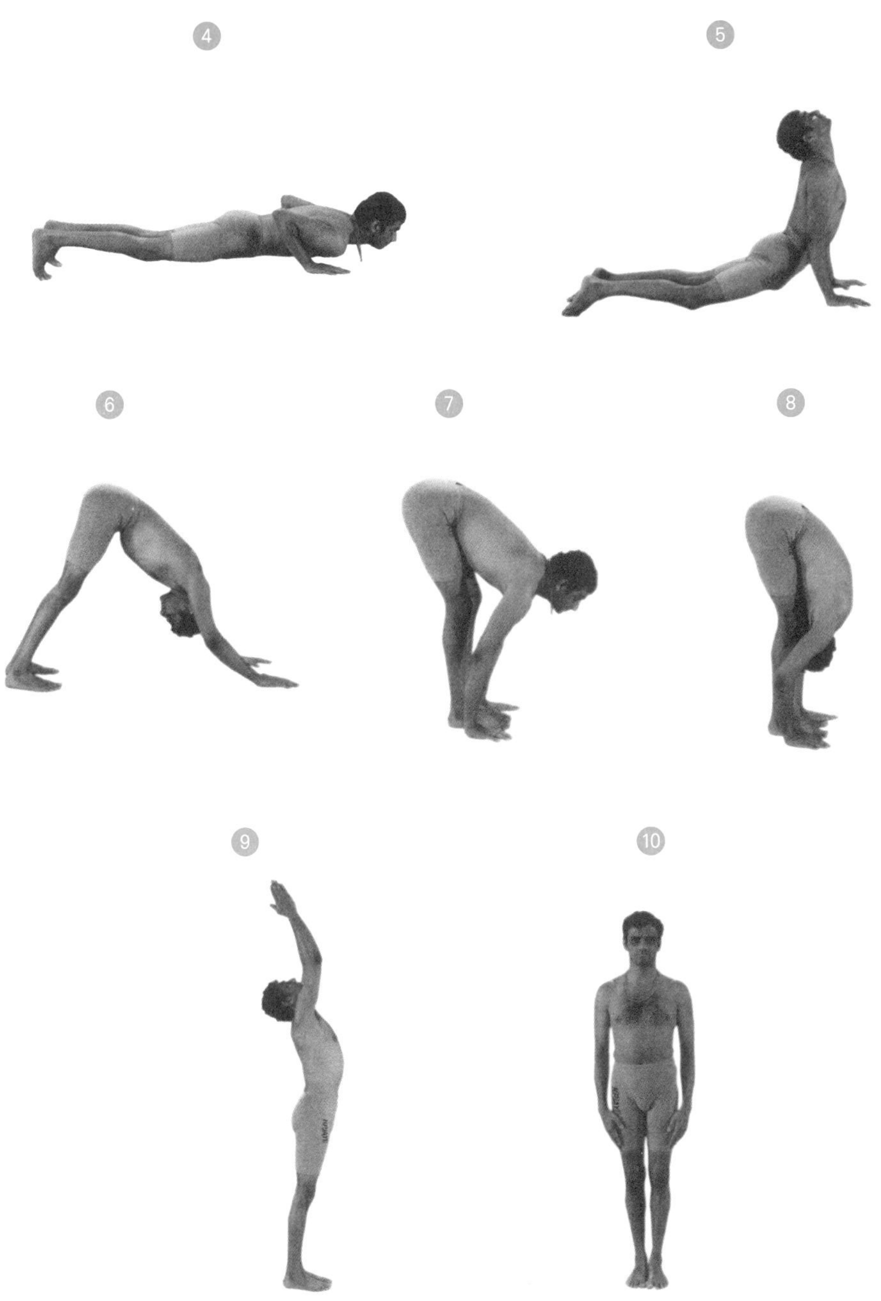
4
5
6
7
8
9
10

방법

- 사마스띠티 부동자세로 선다. 이것은 차려 자세다. 손은 몸 옆에, 무릎을 모은다. 마치 실 한 가닥이 척추를 타고 머리의 정수리를 통과해 위로 끌어 올리듯이 서 있는다. 숨을 마시고 내쉰다.
- 마시며 두 손을 머리 위로 들고 의자에 앉듯이 무릎을 구부려 웃카타사나(Utkatasana) 자세를 한다.
- 내쉬며 우따나사나 A 자세를 하며 머리를 무릎 또는 종아리에 댄다. 햄스트링이 굳은 경우 무릎을 구부린다.
- 마시며 위를 보고, 머리는 현재 위치에 유지시키며 우따나사나 B 자세에서 차투랑가사나 자세로 점프백을 한다. 낮은 플랭크 자세에서 손바닥은 바닥에, 팔꿈치는 가슴 가까이에 둔다. 어깨를 바깥으로 회전하고 가슴이 무너지지 않게 한다. 목과 등이 일직선을 유지한다. 엉덩이를 바닥에서 떼는데, 등과 다리가 만든 선을 벗어날 만큼 너무 높이 들지 않도록 한다. 다리를 강하게 유지한다.
- 마시며 위를 보고 우르드바 무카 스바나사나(Urdhva Mukha Svanasana) 자세를 한다. 발가락을 바깥으로 하고 발끝으로 바닥을 누른다. 등과 목을 길게 늘이고 손으로 바닥을 누른다. 가능한 한 무릎을 바닥에서 떼고, 모든 체중을 발끝에 둔다. 이것이 어렵다면, 무릎을 바닥에 댄다. 내쉬며 아도 무카 스바나사나(Adho Mukha Svanasana) 자세를 한다.

- 마시며 오른 다리로 걸어 들어와 비라바드라사나 A 자세를 한다. 무릎을 구부려 허벅지가 바닥에 평행이 되게 한다. 가능하다면 고개를 들어 손을 쳐다본다.
- 내쉬며 차투랑가 단다사나 자세를 하고, 마시며 우르드바 무카 스바나사나 자세를, 내쉬며 다시 아도 무카 스바나사나 자세를 한다.
- 마시며 왼쪽 다리로 걸어 들어와 비라바드라사나(Virabhadrasana) A 자세를 한다. 무릎을 구부려 허벅지가 바닥에 평행이 되게 한다. 가능하다면 고개를 들어 손을 쳐다본다.
- 내쉬며 차투랑가 단다사나 자세를 하고, 마시며 우르드바 무카 스바나사나 자세를, 내쉬며 다시 아도 무카 스바나사나 자세를 한다. 여기서 느린 요가 호흡을 다섯 번 한다. 어깨를 바깥으로 회전시킨다. 어깨를 으쓱하는 방식으로 귀와 멀어지게 한다. 고개를 척추와 일직선을 유지하고, 목을 너무 밀지 않도록 한다. 할 수 있는 만큼 발을 바닥에 붙인다. 처음에 뒤꿈치가 바닥에 닿지 않는다면 이 자세를 시간을 들여 연습해라. 그러면 햄스트링이 열려 뒤꿈치가 바닥에 완전히 닿게 될 것이다.
- 마지막 숨을 내쉬고, 마시며 점프 또는 앞으로 걸어 들어와 위를 보며 우따나사나 B 자세를 한다. 내쉬고 고개를 무릎에 대며 우따나사나 A 자세를 한다.
- 마시며 무릎을 구부리고 웃카타사나 자세를 한다.
- 내쉬며 사마스띠티 자세를 한다.

수리야 나마스카라 시퀀스를 한 후, 활동적인 운동을 위해 이어서 설명할 10개의 아사나들을 연습할 수 있다. 이 자세들은 여러가지 건강상의 문제들을 치유한다.

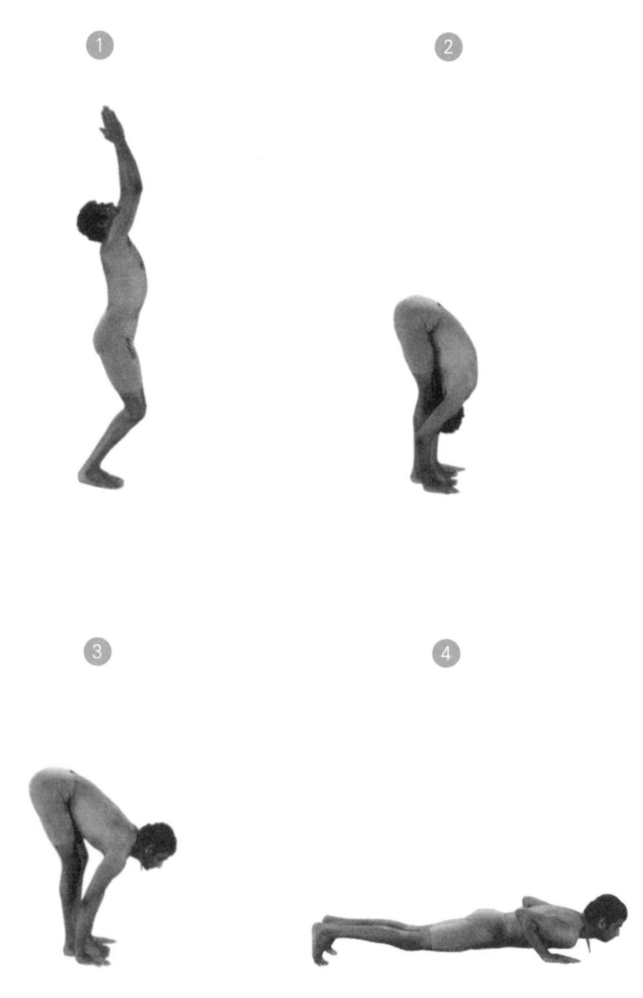

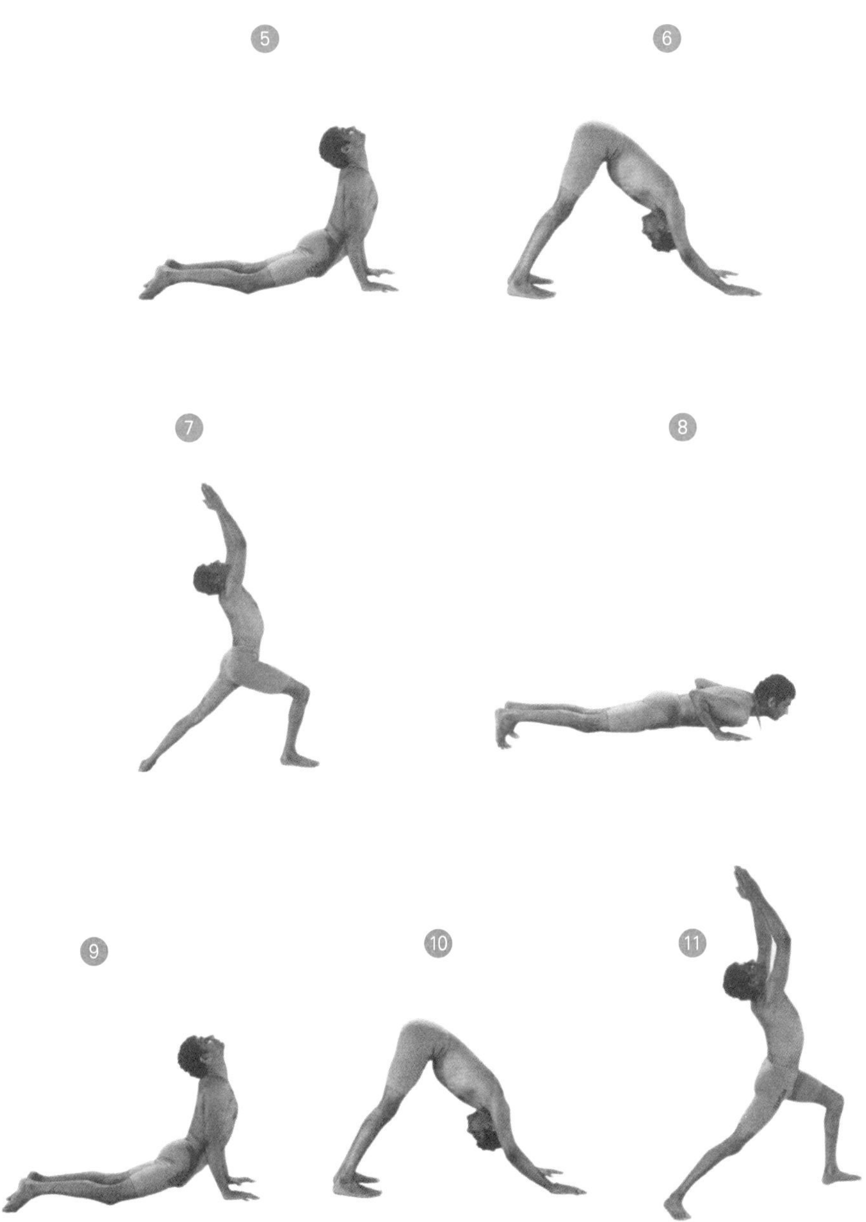
5
6
7
8
9
10
11

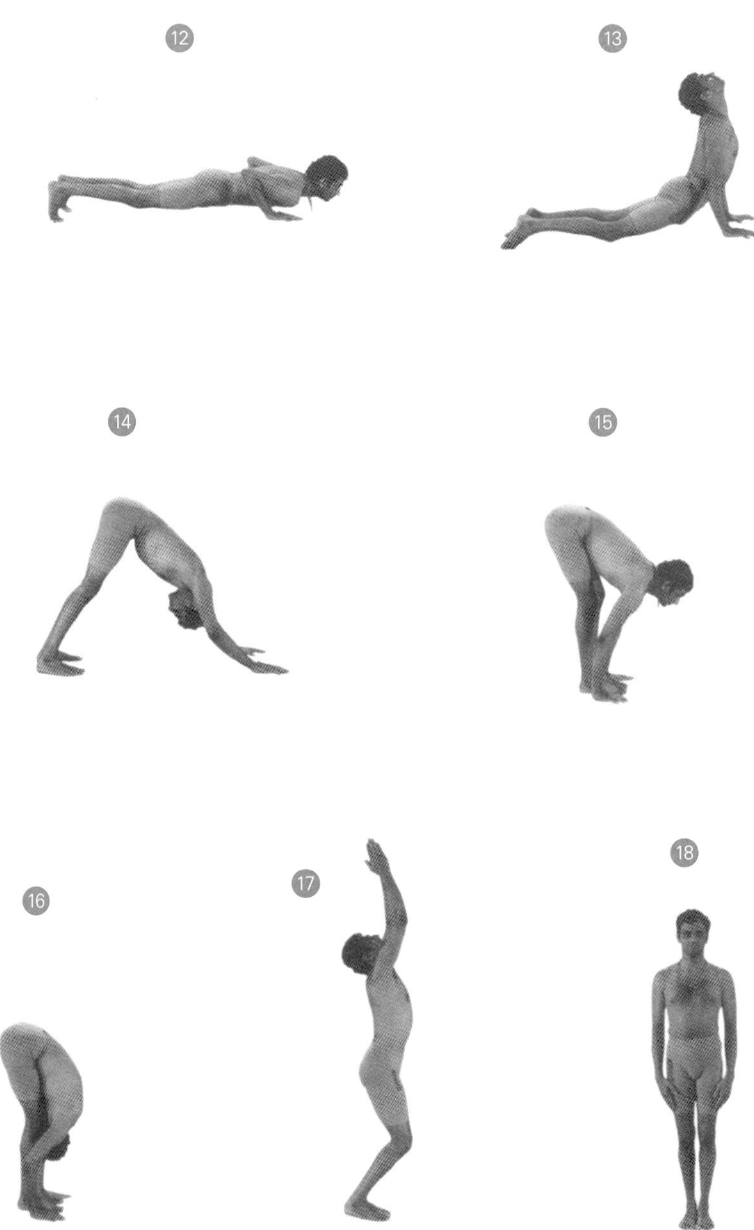
12
13
14
15
16
17
18

2. 우띠타 트리코나사나 (Utthita Trikonasana) A와 B

산스크리트에서 우띠타(utthita)는 '늘어난'을, 트리콘(trikon)은 '삼각'을 의미한다. 이 아사나는 아쉬탕가 스탠딩 시퀀스의 한 부분이고 다리를 강화시키며 옆구리의 지방을 줄여준다. 완벽한 우띠타 트리코나사나는 엄지발가락을 잡는 것이고, 등(허리)[75]이 약하거나 뻣뻣하면 발목 또는 종아리를 잡는다, 편안해질 때까지 유지한다. 유연해지면 더 깊이 들어간다.

주의 : 등(허리)에 문제가 있다면 우띠타 트리코나사나 B에서 너무 많이 비틀지 않도록 한다. 임산부는 이 아사나를 피해야 한다. 요추에 통증이 있는 사람 또한 피해야 하고, 이 자세에서 너무 몰아붙이지 않도록 한다.

우띠타 트리코나사나(Utthita Trikonasana) A

방법

- 사마스띠티로 선다.
- 마시며, 점프 또는 오른 다리를 옮겨 3피트(feet)만큼 벌린다.
- 내쉬며, 두 발을 오른쪽으로 돌린다. 왼발은 약간 안쪽으로 향할 만큼만 한다. 허리부터 옆 방향 아래로 숙여, 오른손의 엄지와 검지와 중지로 오른발 엄지발가락을 잡는다. 또는 발가락을 잡지 못하겠으면 손으로 종아리를 잡는다. 가슴을 정면을 향하게 하고, 발가락을

75 등(허리): back을 등(허리)로 표기.

잡으려고 다리가 무너지지 않게 한다. 왼팔을 위로 뻗고 손가락들은 천장을 향하게 한다.

- 다섯 호흡을 한다.
- 숨을 마시며 올라온다.
- 내쉬며 두 발을 왼쪽으로 돌린다. 허리부터 옆 방향 아래로 숙여, 왼손의 엄지와 검지와 중지로 왼발의 엄지발가락을 잡는다. 발가락을 잡지 못하겠으면, 손으로 종아리를 잡는다. 가슴을 정면을 향하게 하고 발가락을 잡으려고 다리가 무너지지 않게 한다. 오른팔을 위로 뻗고 손가락들은 천장을 향하게 한다.
- 다섯 호흡을 한다.
- 숨을 마시며 올라온다.

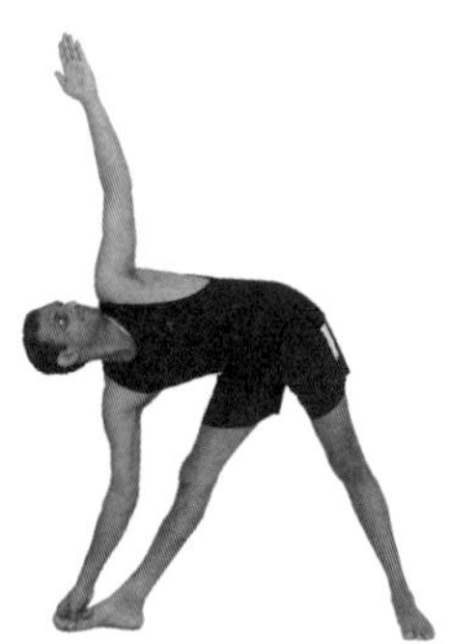

우띠타 트리코나사나(Utthita Trikonasana) B

방법

- 사마스띠티로 선다.
- 마시며, 점프 또는 오른 다리를 옮겨 3피트 만큼 벌린다.
- 내쉬며 몸통을 오른쪽으로 비틀면서 왼손을 들었다가 옆으로 넘긴다. 왼손을 오른발 바깥쪽 바닥에 놓는다. 손을 바닥에 놓을 수 없다면 종아리, 발목 또는 장딴지를 잡는다.
- 다섯 호흡을 한다.
- 마시며, 올라온다.
- 내쉬며, 몸통을 왼쪽으로 비틀면서 오른손을 들었다가 옆으로 넘긴다. 오른손을 왼발 바깥쪽 바닥에 놓는다. 손을 바닥에 놓을 수 없다면, 종아리, 발목 또는 장딴지를 잡는다.
- 다섯 호흡을 한다.
- 마시며, 올라온다.

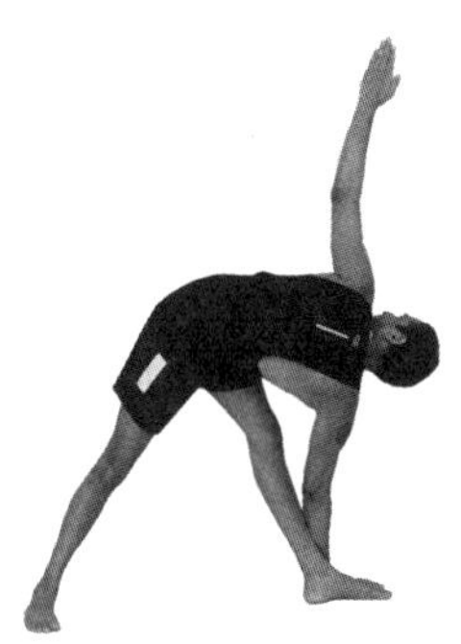

3. 파치마따사나(Pachimattasana)

백 페인(back pain)은 오늘날 어디에나 있는 삶의 한 부분이다. 대부분의 경우 나쁜 생활 습관과 반복되는 일과가 원인이다. 앉고, 일하고, 서는 것은 어깨와 등(허리)에 온갖 종류의 긴장을 만들어낸다. 이 아사나는 오랜 시간 동안 앉아 있어서 눌려있는 척추를 재조정한다. 이 자세는 척추를 늘여주고, 오랜 시간 구부린 자세로 일하거나 앉아서 일을 하여 눌린 등골에 틈을 만들어준다. 파치마따사나는 또한 하복부를 강화시킨다.

이 아사나는 소화액 또는 자쓰라 아그니가 나오는 소화기관을 자극한다. 숨을 마시고 내쉴 때, 당신은 자쓰라를 활성화한다. 마치 불에 공기를 불어넣듯이 내부의 기관과 소화의 불에 공기를 불어 넣어 더 타오르게 한다. 이것은 독소를 태워버리고 하체를 정화시키며 소화기관 또는 호흡기에 문제가 있다면 그것들을 치료한다.

임산부가 파치마따사나를 수련하면 다리를 쭉 펴고 앞으로 구부려야 한다. 그렇지 않으면 태아를 압박하게 된다.

주의 : 반대 자세는 푸르바따사나(Purvattasana)다. 이 백밴드(back-bend)는 호흡기 문제에 도움이 된다. 이 아사나들은 신경시스템을 정화하고 편도염을 앓는 사람들의 고통을 경감시키기 때문에 두 아사나를 같이 하는 것이 중요하다.

파치마따사나(Pachimattasama) A

방법

- 단다사나(Dandasana)에서 시작한다. 단다사나는 모든 앉은 자세들(seating postures)의 기초다. 단드(Dand)는 막대기를 의미한다. 이 자세에서 몸이 막대기처럼 위로 곧게 올라가면서 허리 아래로는 동시에 내려간다. 엉덩이를 바닥에 대고 앉아서 두 손을 엉덩이 옆에 둔다. 손바닥을 펴고 바닥을 누른다. 발은 쭉 뻗고 엄지발가락과 뒤꿈치를 붙인다. 뒤꿈치로부터 누르면서 다리의 근육들을 조이고, 척추로부터 위로 뻗는다. 이때 어깨는 뒤로 돌린다. 가슴은 불룩하게 하지도, 무너지지도 않게 한다.
- 마시며, 허리부터 앞으로 숙여 검지와 중지로 엄지발가락을 잡는다. 고개를 위로 든다. 등을 반듯하게 펴고, 목을 구부리지 않는다. 발을 잡을 수 없다면 대신 종아리를 잡는다.
- 내쉬며, 얼굴 또는 턱을 무릎에 댄다. 다섯 호흡을 한다.
- 마시며, 고개를 들어 올린다. 내쉬고 자세를 푼다.

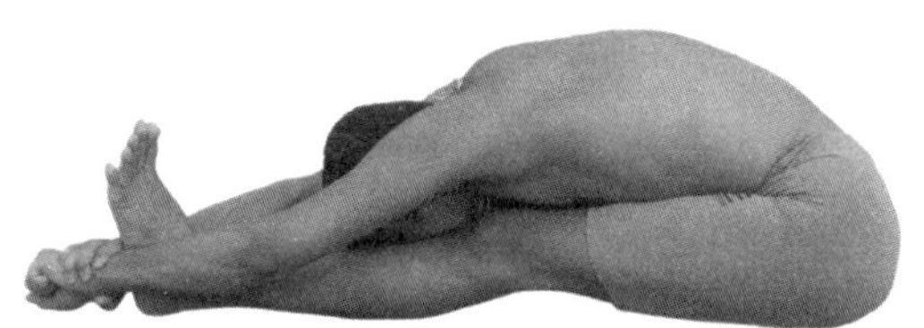

파치마따사나(Pachimattasana) 변형자세

- 마시며, 발을 감싸며 손을 마주잡거나, 발의 바깥 날을 잡는다.
- 고개를 들고, 내쉬며 턱을 무릎에 댄다. 다섯 호흡을 한다.

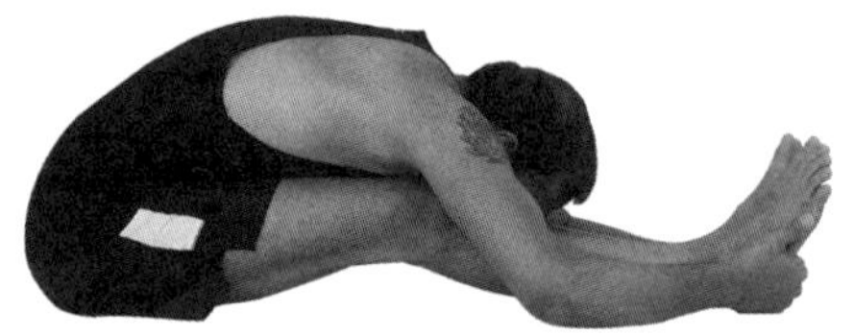

푸르바따사나(Purvattasana)

방법

- 단나사나에서 시작한다.
- 마시고 내쉬며, 두 손을 골반 뒤로 발 하나 정도 거리(1피트)로 가져간다. 손가락들은 골반을 향하게 한다.
- 마시며, 골반을 위로 든다. 엉덩이를 경직시키지 않고, 견갑골이 서로를 향해 밀어서 가슴을 지지한다. 다섯 호흡을 한다.
- 발은 바닥에, 양 발의 엄지발가락과 뒤꿈치를 서로 붙인다. 발바닥을 바닥에 닿게 하려고 노력한다.
- 내쉬며 내려온다.

4. 바따 코나사나 (Baddha Konasana)

바따 코나사나는 기본적이지만 강력한 자세다. 등(허리)을 강화하고, 골반과 넓적다리 안쪽을 늘이고 긴장을 완화한다. 바따 코나사나는 또한 심장, 순환기관, 복부기관, 난소와 전립선을 자극한다. 고혈압, 생리불안부터 좌골신경통까지의 문제들을 경감하고, 폐경증상을 완화한다. 임신기간 동안 꾸준히 이것을 하면 순산을 한다고 알려져 있다.

방법

- 단다사나로 앉아 호흡을 열 번 한다.
- 발을 모아 두 발바닥을 붙인다. 뒤꿈치를 골반 쪽으로 당긴다. 두 발을 접어 옆으로 향하게 한다. 발의 윗부분을 손으로 잡아 연다.
- 내쉬며, 머리를 바닥에 댄다. 허리 아래부터 굽힌다. 목은 구부리지 않는다. 바닥에 닿을 수 없다면, 할 수 있는 상태에서 유지한다.
- 다섯 호흡을 한다. 무릎이 바닥에 닿지 않아도 걱정할 필요 없다. 대신 허벅지 안쪽을 열어 바깥 방향으로 젖힌다. 이 자세와 다른 자세들을 계속 수련하면 골반이 열릴 것이다.
- 다섯 호흡을 한다.
- 마시며, 고개를 든다. 내쉰다.

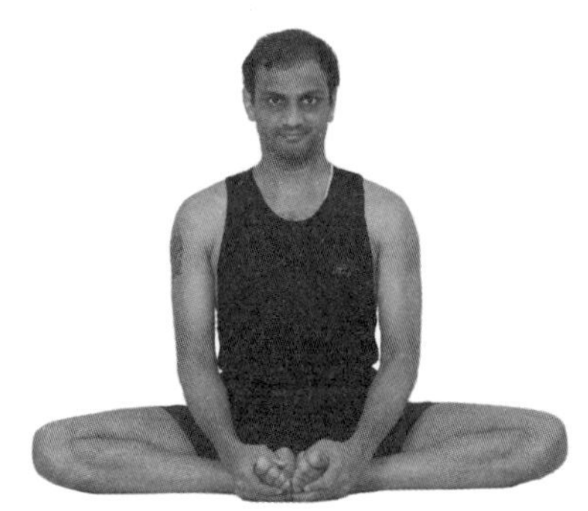

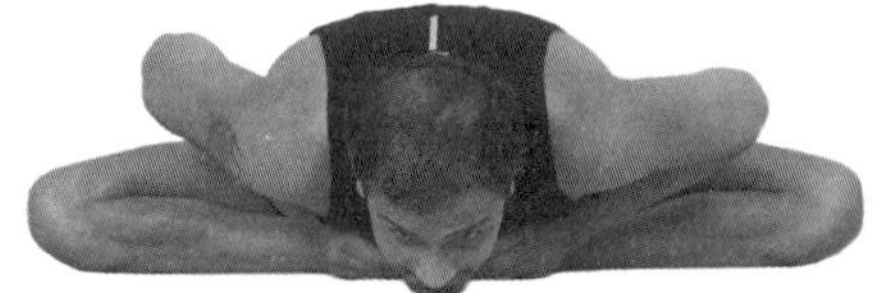

5. 우파비스타 코나사나 (Upavistha Konasana)

신장의 독소를 제거하고 관절염과 좌골신경통의 고통을 덜어준다고 알려져 있다. 이 아사나는 다리의 안쪽과 뒷부분을 늘이고 햄스트링을 강화하며, 뇌를 진정시키고 사타구니와 넓적다리 안쪽의 뭉친 부분을 풀어준다.

이 아사나는 또한 임산부에게 매우 유익하다. 이 자세는 일하는 데에 도움을 주고, 근육을 풀어주며, 여성들이 순산을 할 수 있는 유연성을 얻게한다. 임산부는 임신기간 동안 골반저부를 늘리도록 이 수련을 해야한다.

방법

- 바닥에 앉아 다리를 넓게 벌린다. 척추를 위로 쭉 펴서 앉는다.
- 두 손으로 뒤꿈치를 잡고 고개를 든다. 내쉬고, 턱을 바닥에 댄다. 무릎이 바닥에 닿지 않거나, 턱이나 이마를 바닥에 댈 수 없는 사람들은 무릎을 약간 굽혀도 된다.
- 다섯 호흡을 한다.
- 마시며, 고개를 들고 위를 본다.
- 내쉬고, 자세를 푼다.

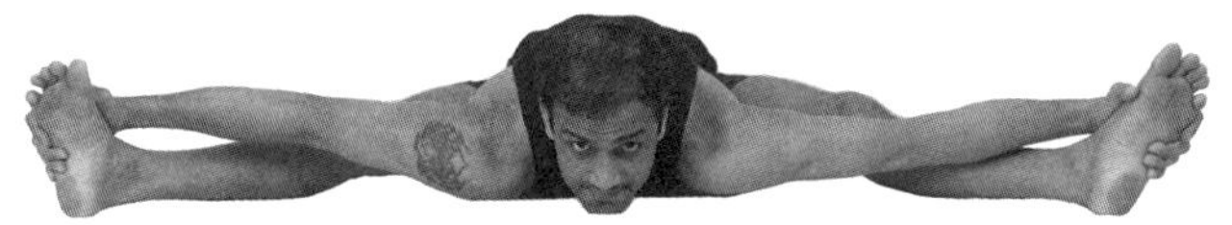

6. 숩타 파당구스타사나 (Supta Padangusthasana)

원기를 회복시키는 아사나인 숩타 파당구스타사나는 요추 통증을 겪는 사람들에게 좋다. 이 아사나는 햄스트링은 늘리고, 척추의 과도한 부담 없이 등(허리)의 아랫부분을 늘린다. 이 자세는 골반을 유연하게 하고 하복부를 강하게 만든다. 이 아사나는 또한 골반과 엉덩이의 근육을 열어줌으로써 신속하고 고통 없이 출산하게 하므로 임산부에게 좋다.

방법

- 바닥에 누우며 내쉰다
- 마시며, 오른손으로 오른 엄지발가락을 잡는다. 왼발은 바닥에 그대로 둔다. 두 발을 편다. 발을 편 상태에서 엄지 발가락을 잡을 수 없다면 무릎을 약간 굽힌다.
- 내쉬며 턱을 무릎에 대거나, 할 수 있는 만큼 머리를 다리에 가깝게 댄다.
- 다섯 호흡을 한다.
- 마시고 내쉬며, 머리를 바닥에 내려놓는다.
- 오른다리를 오른쪽으로 가져가고 왼쪽을 바라본다. 다섯 호흡을 한다.
- 마시며, 오른다리를 중앙으로 다시 가져온다.
- 내쉬며, 턱을 무릎에 댄다.
- 마시며, 머리를 바닥에 내려놓는다.

• 내쉬며, 오른 엄지발가락을 풀고 오른발을 바닥에 내려놓는다.

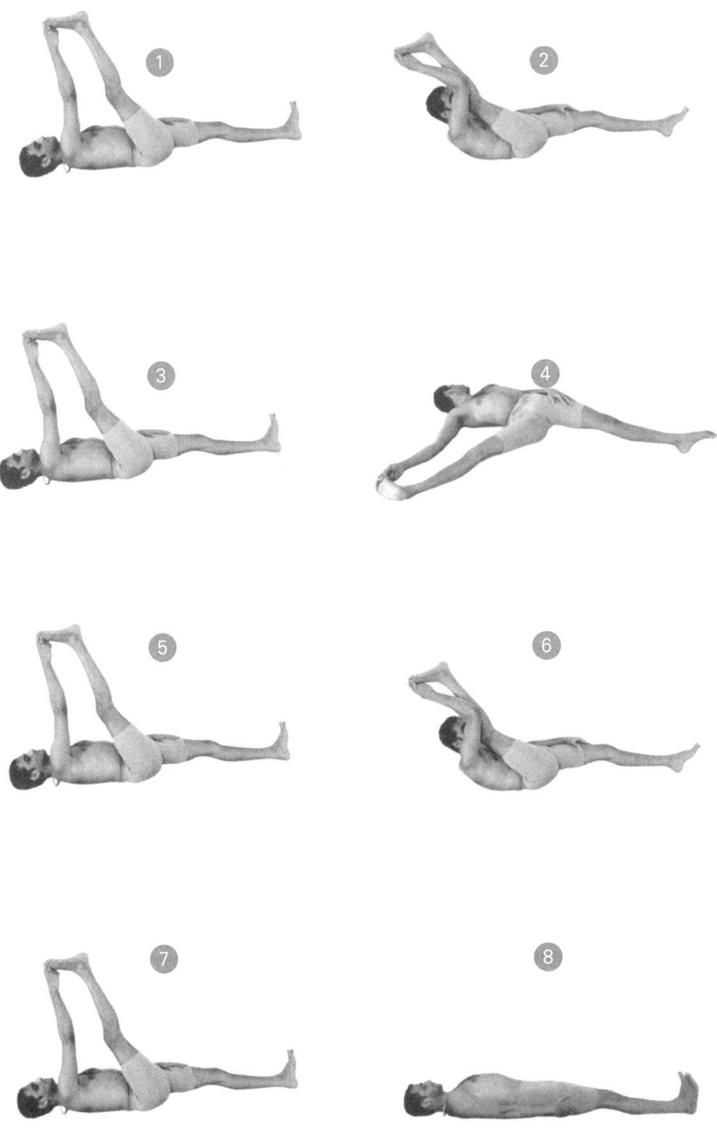

파반묵타사나(Pavanmuktasana)

숩타 파당구스타사나의 변형자세다. 파반묵타사나는 위장 문제를 완화하는데 탁월하다. 파반묵트(Pavanmukt)는 공기를 방출한다는 의미다.

방법

등을 대고 눕는다. 발가락을 잡는 대신 다리를 구부려 두 손으로 발을 잡는다. 각각의 손은 각각 해당하는 (오른손은 오른발의) 발의 바깥날을 잡는다. 번갈아 가며 한 다리를 구부리고 무릎 뒷부분을 잡아 무릎을 머리 쪽으로 당긴다.

이것을 각각 다섯 번씩 한다.

7. 우띠타 하스타 파당구스타사나 (Utthita Hasta Padangusthasana)

이 중급 수준의 균형 잡는 자세는 아쉬탕가 스탠딩 시퀀스에서 가장 어려운 자세들 중 하나다. 번역하면 '늘여서 손을 엄지 발가락으로'란 뜻이다. 이 아사나는 당신의 삶에 안정성을 불어넣는 기초와 성장을 가져온다. 우띠타 하스타 파당구스타사나는 균형 감각과 집중력을 발달시킨다. 이것은 발목, 넓적다리, 장딴지와 하복부를 강화시키고, 햄스트링을 늘이고 골반과 어깨를 열어준다.

방법

- 사마스띠티로 똑바르게 선다. 내쉰다.
- 마시며, 오른발을 들고 오른 엄지발가락을 오른손으로 잡는다.

두 발을 가능한 한 편다.

- 내쉬며, 턱을 무릎에 댄다. 머리가 무릎에 닿을 수 없다면, 편안하게 될 때까지 등(허리) 하부부터 굽혀 몸을 낮춘다. 처음엔 무릎을 굽혀 균형을 잡을 수 있게 한다. 그러나 다리 근육과 코어를 강화하면서 다리를 곧게 펴려고 한다. 왼손은 허리에 두고 왼다리를 통해 바닥 방향으로 몸을 누른다. 몸을 고정시킨다.
- 다섯 호흡을 한다.
- 마시며 다리를 오른쪽으로 가져가고, 가능하다면 왼쪽을 바라본다. 턱은 어깨 위로 유지한다. 다섯 호흡을 한다.
- 마시며, 다리를 앞으로 다시 가져온다.
- 내쉬며, 턱을 무릎에 댄다. 또는 할 수 있는 만큼 머리를 낮춘다.
- 마시며, 고개를 든다. 두 손을 허리에 둔다. 다리를 높이 들고 정면으로 뻗으며 다섯 호흡을 한다. 발가락은 바깥을 향한다.
- 내쉬며 자세를 풀고 사마스띠티로 돌아온다.
- 마시며, 왼발을 들고 왼손으로 왼발 엄지발가락을 잡는다. 두 발을 가능한 한 편다.
- 내쉬며, 턱을 무릎에 댄다. 머리가 무릎에 닿을 수 없다면, 편안하게 될 때가지 등(허리) 하부부터 굽혀 몸을 낮춘다. 처음엔 무릎을 굽혀 균형을 잡을 수 있게 한다. 그러나 다리 근육과 코어를 강화하면서 다리를 곧게 펴려고 한다. 오른손은 허리에 두고 오른다리를 통해 바닥 방향으로 몸을 누른다. 몸을 고정시킨다.

- 다섯 호흡을 한다.
- 마시며, 다리를 왼쪽으로 가져가고, 가능하다면 오른쪽을 바라본다. 턱은 어깨 위로 유지한다. 다섯 호흡을 한다.
- 마시며, 다리를 앞으로 다시 가져온다.
- 내쉬며, 턱을 무릎에 댄다. 또는 할 수 있는 만큼 머리를 낮춘다.
- 마시며, 고개를 든다. 두 손을 허리에 둔다. 다리를 높이 들고 정면으로 뻗으며 다섯 호흡을 한다. 발가락은 바깥을 향한다.
- 내쉬며, 자세를 풀고 사마스띠티로 돌아온다.

주의 : 다리를 펴는 것이 어렵다면 무릎을 굽혀라. 또는 균형 잡는 것이 어렵다면 벽을 지지하며 할 수 있다.

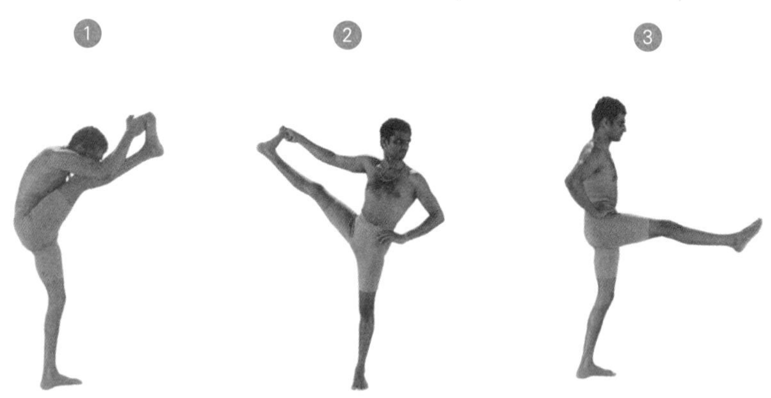

8. 웃카타사나 (Utkatasana)

웃카타사는 '강력한' 이란 뜻이다. 이 극심한 아사나는 쉽게 보이지만 다리, 팔, 등 부분에서 힘이 들고 세 부분 모두를 강화시키면서 늘여준다. 이것은 골반굴근, 발목과 장딴지에 작용하고 가슴과 어깨를 여는데 좋다. 웃카타사나는 복부기관을 자극하고 인내심을 키워준다.

방법

- 사마스띠티로 선다.
- 마시며, 두 손을 바닥에서 직각 방향으로 올린다. 두 팔을 평행하게, 손바닥 안쪽을 대고 무릎을 구부리며 내쉰다. 허벅지를 가능한 만큼 바닥에서 평행하게 한다. 점점 깊이 들어가며 의자에 앉아 있다고 상상하라. 등을 곧게 편 상태로 유지하고 허리 하부가 무너지지 않게 한다. 어깨를 귀 아래로 유지한다.
- 천천히 다섯 호흡을 하고 올라온다. 자세를 푼다.

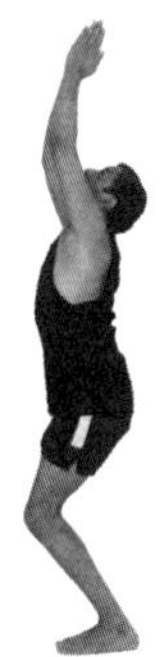

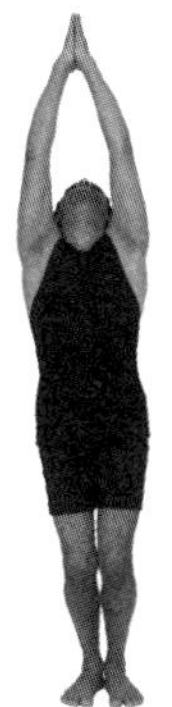

9. 비라바드라사나(Virabhadrasana) 1과 2

비라다드라는 수 많은 팔들과 해골들로 된 화환을 가진 쉬바(Shiva)의 흉포스러운 전사 모습의 화신이다. 전사자세는 힘, 확신과 안정감을 위한 자세다. 이 두 아사나는 요추, 팔과 다리를 강화시키고 가슴과 폐, 어깨, 배와 사타구니를 늘여준다. 이 아사나들은 무릎 주변의 근육을 강화할 뿐 아니라 무릎의 관절통을 덜어준다.

주의 : 웃카타사나와 비라바드라사나를 번갈아 같이 수련한다.

비라바드라사나(Virabhadrasana) 1

방법

- 웃카다타사를 마친 후에 사마스띠티로 선다.
- 마시며, (뒤로 돌며)오른다리를 매트의 뒤로 옮겨서 '낮은 런지' 자세를 한다. 오른발을 매트의 뒤를 향하게 한다. 오른 무릎을 구부린다.
- 왼다리를 약간 안쪽으로 돌린다. 두 손을 머리 위로 들어올린다. 손바닥을 붙이고 위를 바라본다. 가능하면 엄지를 바라본다. 오른쪽 무릎은 오른쪽 발목 위에 놓여있어야 한다. 어깨에서 힘을 빼고 척추로부터 곧게 편다. 천천히 다섯 호흡을 한다. 위를 바라볼 수 없다면 정면을 봐라. 등을 곧게 편다.
- 마시며 올라오고, 오른다리를 안쪽으로 왼다리는 매트의 정면으로 방향을 튼다.

- 내쉬며, 왼쪽 무릎을 굽힌다. 왼쪽 무릎은 왼쪽 발목 위에 놓여있어야 한다. 어깨에서 힘을 빼고 척추로부터 곧게 편다. 천천히 다섯 호흡을 한다. 위를 바라볼 수 없다면 정면을 봐라. 등을 곧게 편다.
- 마시며, 한 걸음 앞으로 나온다. 내쉬며 사마스띠티를 한다.

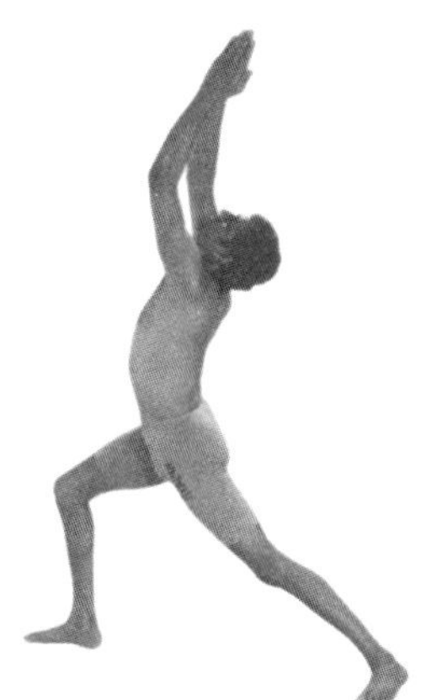
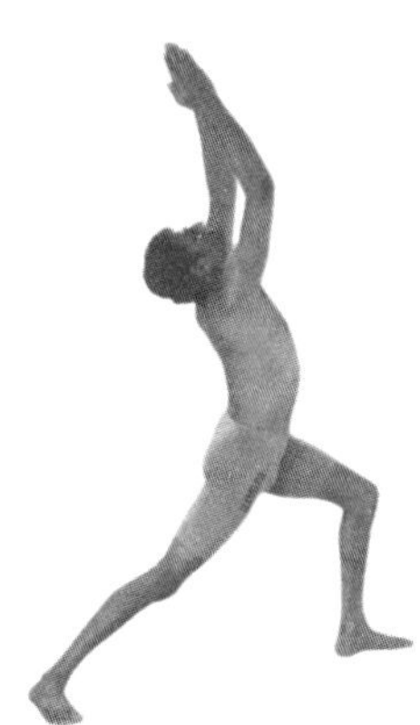

비라바드라사나(Virabhadrasana) 2

방법

- 사마스띠티(Samasthitih)로부터 마시며 오른발을 뒤로 한 걸음 옮긴다. 오른발은 바깥으로(매트 뒤를 향한다), 발가락들을 죽 펴고, 왼발은 오른발과 직각이 되게 한다. '낮은 런지(lunge)' 자세를 한다.
- 양팔을 들어 바닥과 평행이 되게 한다. 손바닥은 바닥을 바라보게 한다. 오른쪽 무릎이 오른쪽 발목 위에 놓여있게 하고, 손목이 어

깨와 일직선이 되게 한다. 오른손 중지를 응시한다. 어깨에서 힘을 빼고 귀에서 아래로 떨어지게 한다. 천천히 다섯 호흡을 한다.

- 마시며, 매트 정면을 향해 돈다. 이제 왼발이 바깥쪽으로, 발가락들이 앞을 향해 가리키게 한다. 오른발은 뒤에 있고 정면으로부터 직각이 된다. 양팔을 들어 지면과 평행이 되게 한다. 손바닥은 바닥을 바라보게 한다. 왼쪽 무릎이 왼쪽 발목위에 위치한 상태로 손목이 어깨와 일직선이 되게 한다. 왼손 중지를 응시한다. 어깨에서 힘을 빼고 귀에서 떨어지게 한다. 천천히 다섯 호흡을 한다.
- 마시며, 오른다리가 앞으로 한 걸음 나온다. 내쉬며 사마스띠티로 돌아온다.

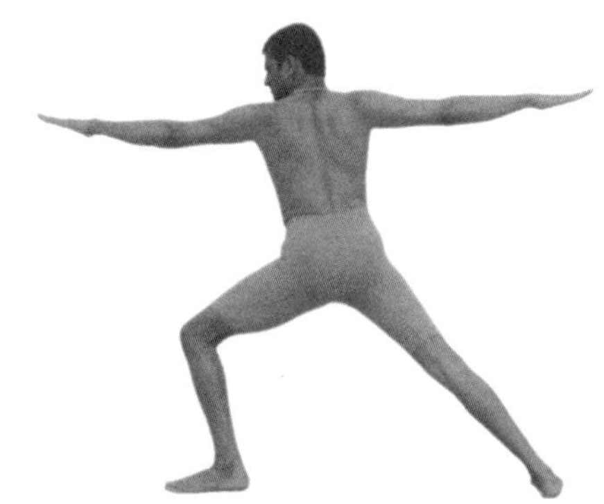

10. 우르드바 다누라사나 (Urdhva Dhanurasana)

이것은 고급 수준의 자세이므로 주의해서 연습해야 한다. 우르드바 다누라사나는 뇌하수체와 갑상선샘을 자극하고, 척수, 엉덩이, 손목, 팔과 척추뼈를 강하게 한다. 또한 위장, 폐와 흉부를 강하게 늘여준다. 요추의 통증, 스트레스, 우울증과 천식의 증세를 경감시킨다.

정식 아사나와 수정된 우르드바 다누라사나 둘 다 심혈관 문제에 좋다. 이 자세는 막힌 동맥을 깨끗하게 하고 피가 잘 흐르게 한다.

주의 : 이 자세를 하기 전 워밍업을 할 것. 세투 반다 사르방가사나(Setu Bandha Sarvangasana)는 정식 우르드바 다누라사나를 할 수 있게 하는 훌륭한 자세다. 손목 또는 목에 문제가 있거나, 고혈압 또는 저혈압이 있으면 이 자세를 피하도록 한다.

방법

- 바닥에 눕는다. 무릎을 구부리고 발은 골반 넓이로 벌린다.
- 팔꿈치를 구부리고 손바닥을 바닥에 귀 가까이 놓는다. 손가락들은 어깨를 향한다.
- 마시며, 먼저 골반을 들어올린다. 그리고 내쉬며 손바닥을 바닥으로부터 눌러 밀어젖힌다. 이것이 어렵다면, 정수리를 대고 몸을 세운다. 팔꿈치나 무릎이 바깥으로 빠지지 않게 한다. 어깨를 바깥으로, 허벅지는 안쪽으로 회전시킨다. 천천히 다섯 호흡을 한다.
- 내쉬면서 어깨, 목과 머리를 천천히 내려 놓으면서 자세를 푼다.

턱을 가슴에 댄다. 머리로 내려앉지 않게 한다.

우르드바 다누라사나와 대등한 효과가 있는 변형자세는 세투 반다 사르방가사나다.

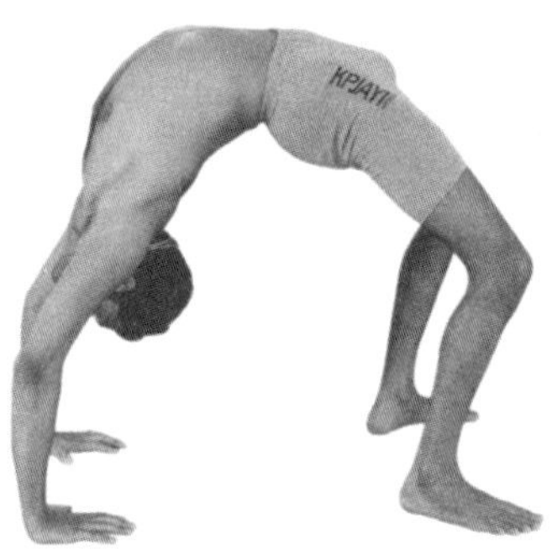

세투 반다 사르방가사나 (Setu Bandha Sarvangasana)

방법

- 무릎을 접고 발을 골반 넓이로 벌린 상태로 바닥에 눕는다. 골반 가까이에 손바닥을 바닥에 댄다.
- 마시며, 골반을 위로 든다. 턱은 가슴으로 밀어 넣는다. 머리 뒷부분은 바닥에 내려놓는다.
- 가슴이 확장되었다 수축되는 것을 느끼며 여기서 다섯 호흡을 한다. 편안하게 느낀다면 발목을 잡아도 된다.

• 마지막 내쉬는 호흡 후에 자세를 푼다.

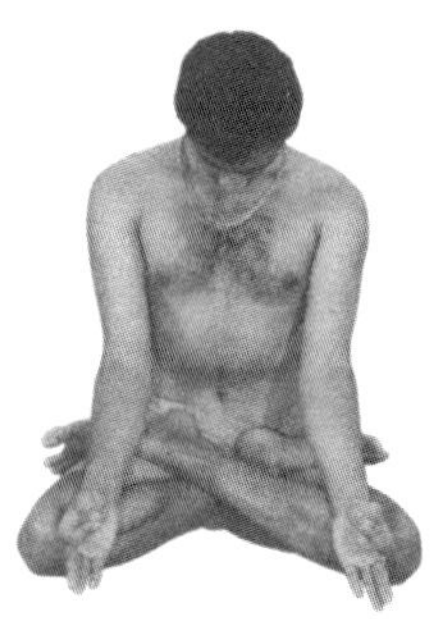

11. 파드마사나 (Padmasana)

이 아사나는 연꽃의 물리적 생김새와 진흙에서 꽃이 피는 은유에서 이름을 따왔다. 요가 수트라에서 파탄잘리는 명상 또는 아사나를 할 수 있기 위해 고요함과 편안함을 찾는 것에 대해 이야기한다. 요가 야그나발키야(Yoga Yagnavalkya)와 요가 바시스타(Yoga Vasistha) 모두에서 파드마사나는 몸의 질병 뿐만 아니라 커다란 죄악 역시도 파멸시킨다고 한다.

파드마사나는 그러므로 모든 아사나 중에서 가장 위대하고 최고의 아사나다. 그런데도 쉽기 때문에 모든 사람들이 해야 할 자세다.

이 아사나는 뒷꿈치가 위장 부분의 속과 주변을 눌러서 작용하기 때문에 속이 부글거리는 고창을 치유한다. 이 아사나는 또한 디야나(dhyana), 명상과 프라나야마를 할 때 한다. 파드마사나를 하고 앉으로 구부리는 자세는 호흡기관 뿐 아니라 자쓰라 아그니를 활성화한다. 이 아사나는 불규칙한 호흡 패턴으로 인해 생긴 불면증까지도 치유한다.

방법

- 바닥에 앉아 오른발은 왼쪽 허벅지 위에 올린다. 그리고 왼발을 오른쪽 허벅지에 올린다.
- 완전한 파드마사나를 할 수 없다면, 한 번에 한 다리만 올린다.
- 척추를 곧게 편다. 꼬리뼈를 안으로 밀어 넣고 호흡을 한다. 척추가 곧게 펴진 상태를 유지하고 호흡한다. 이것은 당신의 가슴과 폐를 열어준다. 그렇게 함으로써 산소 흡입이 증가한다.
- 처음엔 파드마사나를 수련하는 것이 어려울 수 있다. 그러나 매일 수련을 하면 이 자세를 유지할 수 있는 시간이 늘어날 것이다. 앞으로 숙일 때, 양쪽 뒤꿈치는 하복부와 허벅지를 누르고 있어야 한다.

아래는 문제증상들과 그것들을 치유하는 아사나들이다

1. 요통 · 하부와 상부의 요통 :

- 우띠타 트리코나사나는 다리와 등(허리)의 유연성을 키우면서 힘을 계발한다. 햄스트링을 늘이고 복부를 강화한다.
- 파치마따사나는 척추를 늘이고, 척추 사이에서 필요한 틈을 만

들어낸다.

- 우파비스타 코나사나는 햄스트링을 늘이고 복부를 강화시키고 척추를 튼튼하게 한다. 좌골 신경통에 도움이 된다.
- 숩타 파당구스타사나는 요추에 도움이 된다.
- 우띠타 하스타 파당구스타사나는 등(허리)을 강화시킨다.
- 웃카타사나는 힘을 계발한다.

2. 고창(속이 부글거리는)과 소화불량

- 우띠타 트리코나사나는 소화불량으로 인한 복통을 없앤다.
- 우파비스타 코나사나는 복부의 기관들과 신장을 자극하여 독소를 제거한다.
- 파반묵타사나는 거의 즉각적으로 고창으로 인한 불편을 없앤다.
- 파치마따사나는 소화기능을 향상시킨다.
- 파드마사나는 가스와 복부팽창을 없앤다.

3. 두통

- 파치마따사나는 편두통을 줄여준다.
- 파드마사나는 명상하는 것을 도와서 두통을 줄여준다.
- 아도 무카 스바나사나는 머리와 목 부근 등의 피가 순환하도록 돕는다.

4. 호흡기 문제

- 비라바드라사나 1과 2는 호흡을 돕도록 폐를 확장하는 위를 향한 스트레칭 자세다.
- 우르드바 다누라사나는 호흡을 돕기 위해 폐를 강하게 확장하는 자세다.

5. 불규칙하거나 고통스러운 생리기간과 폐경기

- 우띠타 트리코나사나는 난소를 자극하고, 복부의 근육을 늘이고, 폐경기 증상을 없앤다.
- 파치마따사나는 난소를 자극하고, 폐경기의 통증을 완화시킨다.
- 바따 코나사나는 생리통을 줄여준다.

6. 불안과 불면증

- 파치마따사나는 스트레스, 불안과 공황발작까지도 경감시킨다.
- 우파비스타 코나사나는 몸과 마음을 아주 차분하게 만든다.
- 바따 코나사나는 피로를 완화시킨다.
- 우르드바 다누라사나는 당신의 가슴을 우주를 향해 열어준다.
- 파드마사나는 명상하기에 훌륭한 자세다.

7. 고혈압과 저혈압

- 파치마따사나는 스트레스를 없애주고, 혈압을 정상화 시킨다.

- 바따 코나사나는 혈액 순환을 향상시키고, 고혈압을 내려준다.

8. 전립선 문제

- 바따 코나사나는 복부기관들을 자극하고, 전립선 건강을 향상시킨다.

9. 햄스트링과 장딴지

- 숩타 파당구스타사나는 등(허리) 부상 없이 등(허리)의 하단부를 열고, 햄스트링을 늘인다.
- 우띠타 트리코나사나는 강도높은 옆구리 스트레칭이다.
- 우파비스타 코나사나는 사타구니, 허벅지 안쪽, 발목까지 내려가는 모든 부분을 강하게 늘여주는 자세다.
- 우띠타 하스타 파당구스타사나는 스트레칭과 균형을 유지하는데 도움을 준다.
- 웃카타사나는 장딴지를 늘여준다.

10. 전체적인 스트레칭

- 웃카타사나는 강력한 스쿼트(squat) 자세다.
- 우파비스타 코나사나는 장딴지와 허벅지 근육을 강화시킨다.
- 우띠타 하스타 파당구스타사나는 서있으면서 스트레칭을 할 수 있을 만큼 강하게 코어(core, 복부의 중심 힘)를 만들고, 균형감각

을 향상시킨다.

- 비라바드라사나 1과 2는 전사와 같은 신체의 힘을 키운다.
- 우르드바 다누라사나는 몸을 높이 들어 올리기 위해 허벅지와 등(허리)의 아랫부분(lower back)을 강하게 만든다.

- 매일 하는 수리야 나마스카라로 당신의 몸을 워밍업하고, 강하게 하고, 스트레칭할 수 있다.
- 바따 코나사나는 남녀 모두에게 강력한 치료도구다.
- 빈야사로 치유의 열이 몸에 생기기 때문에 수련하는 내내 호흡을 강하고 안정되게 유지하라.
- 파드마사나로 앉는 것은 단지 명상적일 뿐만 아니라, 자쓰라 아그니를 활성화함으로써 소화 장애들을 치유한다.

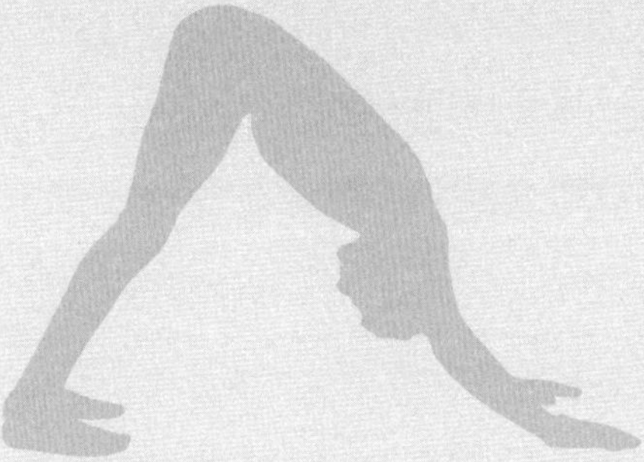

6

깊은 호흡은 장수로 이어진다

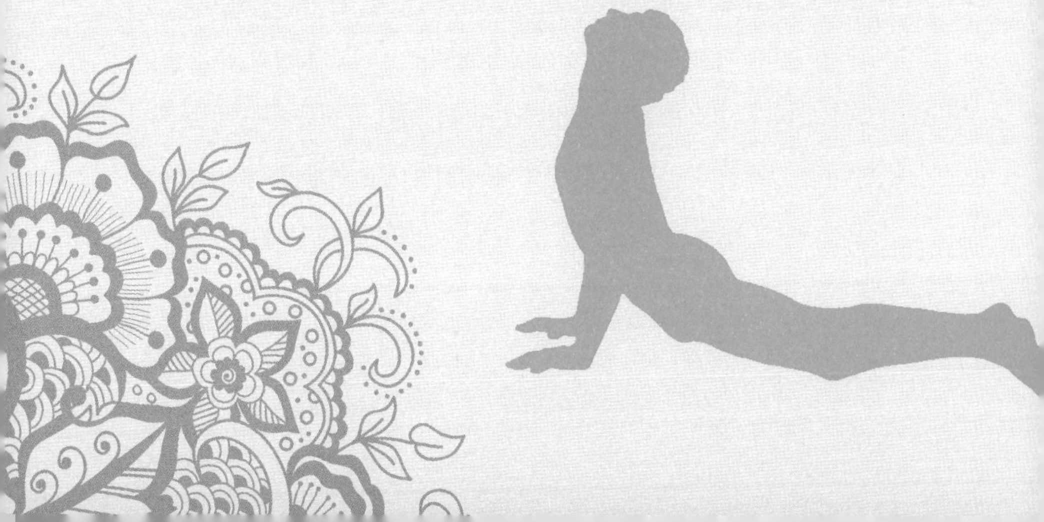

『요기의 자서전(Autobiography of a Yogi)』에서 파라마한사 요가난다는 흥미로운 정보를 알려준다. 그는 느리게 호흡하는 종(種)은 오래 산다고 했다.

거북은 일분에 네 번에서 다섯 번을 호흡하고 수 백 년을 산다.

고양이와 개는 일초에 우리보다 더 많이 호흡하고 10년에서 20년을 산다.

인류는 휴식을 취할 때 하루에 21,600번을 내쉬고 마시며 수명은 이 두 종(種) 사이에 있다.

이것은 미약한 논쟁거리 같지만 좀 더 들어보길 바란다.

당신이 좋은 호흡 습관을 가졌다면 더 많은 산소를 흡입하고, 이것은 최상의 뇌기능을 가져온다. 뇌세포는 기능을 하기 위해 끊임없는 산소 공급을 필요로 한다.

좋은사례 : 필름을 편집하는 편집실에서 하루 종일 시간을 보낸 후, 약간 졸리고 몸이 느릿느릿해지고 심지어 불안한 느낌도 드는 것을 발견하게 된다. 이것은 이산화탄소를 과도하게 흡입했기 때문이다. 그리고 방에서 나오자 마자 눈에 띨 정도 회복되게 된다.

뇌에 충분한 산소가 공급될 때, 스트레스를 덜 받고 더 활동적이고 에너지가 가득 차서 더 평화적이 된다는 것은 더 이상 놀라운 사실이 아니다. 이것은 결국 심장과 마음의 일이 줄어든다는 것을 의미한다. 스트레스가 없는 삶은 장수와 직접적으로 연결이 된다. 불안 없이 살 때 우리 몸에 스트레스 호르몬인 코티졸이 적어진다. 우리 몸은 최적의 수준에서 효율적으로 작용하는 편안한 시스템에서 기능을 하게 된다.

그러나 우리들 중 얼마나 실제로 스트레스 없이 살까? 우리들 대부분에게 현대적인 삶은 수 많은 매일의 스트레스로 특징지어 진다. 일, 마감, 경제적인 압박, 감정적인 자극, 학대, 교통체증. 얘기하자면 끝도 없다. 본능적으로 스트레스에 대한 생리학적인 반응은 얕은 심장박동과 불규칙한 호흡을 가져오고 폐를 용량의 20퍼센트 미만으로만 사용하게 한다.

천천히, 자각해서, 주의를 갖고 하는 호흡은 폐 용량을 향상시킨다. 운동도 거의 같은 작용을 한다. 이것은 몸에 산소를 더 많이 전해준다. 이런 의식적인 호흡은 전반적인 건강, 기분, 에너지, 수면을 향상시키고 더 오래 살수 있게 한다. 하타 요가 프라디피카(Hatha Yoga Pradipika)에서는 호흡이 겉돌고 불규칙하면 마음 또한 불안정해지고, 호흡이 고요하면 마음도 그러하며, 그런 이유로 요기가 오래 산다고 한다. 이래서 호흡을 통제해야 한다.

그러나 폐에서 느리고 깊으며 의식이 있는 호흡을 하는 것은 약간의 수고와 자각이 필요하다. 이 지점이 프라나야마의 고대 기술이 당신을 도울 수 있는 부분이다. 프라나야마는 수 세기를 거슬러올라가는 고대의 기술이다. 요가 수트라에서 파탄잘리는 적절하게 프라나야마를 하면 무지의 어둠과 고통의 원인, 즉 카르마를 해소할 수 있다고 한다. 그리고 거기서 명료함의 빛이 나온다.

'프라나(prana)' 라는 단어는 생명의 힘을 의미하고 '아야마(ayama)'는 그것을 길게 늘인다는 것을 의미한다. 프라나야마를 하는 것은 몸에서 감정의 장벽을 없애고, 프라나가 방해 받지 않고 흐르게 하는 것이다.

마음을 다스리는 프라나야마

구루지께서는 "아쉬탕가 수련은 호흡 수련이고… 나머지는 단지 구부리는 것이다" 라고 자주 말씀하셨다. 그의 말씀은 정말 맞다. 할아버지에 따른 요가의 방법은 먼저 아사나를 완성하고, 그리고 나서 프라나야마를 완성하는 것을 의미한다. 우리가 수련하는 프라나야마 기술은 호흡을 확장하는 것이다.

나디 쇼다나(Nadi shodhana)[76]와 웃짜이 프라나야마(Ujjayi pranayama)[77]는 우리의 프라나(prana)와 아파나(apana)를 통제하는 두 개의 강력한 호흡 기술이다. 바가바드 기타는 프라나(들어오는 호흡)와 아파나(나가는 호흡)의 흐름을 안정시키는 것은 감각기관과 마음을 통제하는 것을 돕는다고 말한다. 프라나와 아파나는 동일해야 한다. 당

76 나디 소다나 : 신체의 에너지 채널 또는 나디를 정화하는 하타요가의 호흡수련 방법

77 웃자이 프라나야마 : 산스크리트어로 '승리자의 호흡'이란 의미.

신이 2초동안 호흡을 마시면 2초 동안 내쉬어야 한다.

아쉬탕가는 호흡에 아주 많이 집중한다. 프라나는 세 번째 눈에 중심을 잡는다. 이것은 콧구멍에서 심장으로 흐른다. 아파나는 골반 근처에서 위로 흐르는 에너지다. 이것은 하복부, 신장, 요로, 창자의 질병을 관장한다. "마치 사자, 코끼리 또는 호랑이를 점진적으로 통제하는 것처럼 프라나에 올바르게 주목해야 한다. 그렇지 않으면 이것이 수련자를 파괴한다" 라고 구루지께서는 요가말라에서 하타 요가 프라디피카를 인용하여 말씀하셨다. 나는 하루에 하는 호흡의 수를 줄여서 수명을 늘이는 요기의 호흡 수련을 여러분과 나누려고 한다.

프라나야마 수련을 해야 하는 이유

나는 프라나야마가 코막힘, 알레르기, 천식, 기관지염, 폐 울혈 같은 모든 것을 치유하는 것을 봐왔다. 프라나야마 호흡기술은 먼지와 식물성 알레르기에 대처할 수 있게 하고, 독소가 있는 오염물질로부터 몸의 시스템과 폐를 정화한다.

넓은 의미에서 우리는 결국 다른 사람들의 독을 마시게 된다. 그들의 박테리아가 우리 몸에 들어와 우리를 병들게 한다. 프라나야마는 이 독소들에 대항하게 한다.

계단에 오르거나 빠른 걸음으로 걸으면 숨이 가쁜 사람들은 프라나야마로 폐용량을 개선할 수 있다. 스트레스를 받거나 감정적으로 불안정하고 불안할 때 과호흡을 하거나 숨이 찬 사람들은 깊은 호흡을 하는 이 기술로 진정될 수 있다. 깊은 호흡은 정신 집중을 향상시킨다. 그리고 ADHD로 진단되거나 집중장애가 있는 어린이들에게도 도움이 된다.

단순히 매일 아침 20분간 하는 것만으로도 스트레스와 불안을 줄이고 즐거운 하루를 맞게 한다.

디톡스 부분에서 배운 샷 크리야와 다르게 프라나야마는 요기의 아사나 수련에 필수적이다. 아쉬탕가 수련자는 각 아사나 수련을 호흡 수련으로 끝낸다. 하타(hatha, 모든 요가의 기초)라는 단어는 수리야 나디(Suriya Nadi, 오른쪽 콧구멍을 통한 호흡)을 의미하는 '하(ha)'와 찬드라 나디(Chandra Nadi, 왼쪽 콧구멍을 통한 호흡)를 의미하는 '타(tha)'로 분해된다. 각 나디(코)를 통해 움직이는 프라나를 조절하는 것을 '하타 요가(Hatha Yoga)' 라고 부른다. 이것은 혈압을 낮추고, 집중력을 향상시키며, 불안과 스트레스가 있더라도 하루 전체를 차분하게 한다.

나디 소다나 프라나야마 (Nadi shodhana pranayama) 혹은 교호흡 (alternate nostril breathing)

나디 소다나 호흡은 당신에게 불안, 불면증과 일과 생활 스트레스를 다루는 도구를 준다. 심지어 도로 위의 분노(road rage) 조차도 낮출 수 있다. 고혈압, 우울증 같은 불안과 스트레스에서 오는 문제들도 세 달에서 네 달 동안 수련을 하면 완화될 수 있다. 스트레스를 받는 순간 차분한 마음과 고른 호흡으로 대처한다면, 당신 주변의 세계가 어떻게 바뀌는지 볼 수 있을 것이다. 나디 소다나 혹은 교호흡은 단순하면서 강력한 호흡 수련이다. 수련하기 가장 좋은 시간은 이른 아침 공복 상태다. 규칙적인 아사나 수련을 하지 않는다면, 아침 또는 밤에 프라나야마 수련을 할 시간을 마련해라. 나디 소다나를 하기 전과 식사 후 사이에 적어도 45분의 시간 차이를 두어라.

마시고 내쉬는 시간의 길이는 같아야 한다. 약 5분 동안 3세트의 나디 소다나를 한다.

방법

- 파드마사나 또는 다리를 꼰 자세로 앉거나 편안한 자세로 앉는다. 깊은 호흡을 몇 차례 한다.
- 오른손의 검지와 중지를 엄지의 뿌리 쪽으로 접는다. 오른손 엄지로 오른쪽 콧구멍을 콧구멍 바닥 방향으로 누른다. 왼쪽 콧구멍을 통해 온전히 숨을 마신다. 억지로 밀어붙이지 않는다. 마시는 호흡을 편안하고 자유롭게 한다.
- 이제 엄지손가락을 풀고 새끼 손가락과 약지로 왼쪽 콧구멍을 누르고, 오른쪽 콧구멍을 통해 내쉰다.
- 그리고 나서 엄지로 오른쪽 콧구멍을 다시 누르고 왼쪽 콧구멍

으로 마신다. 다섯 번을 반복하고, 반대쪽 방향으로 바꿔서 한다.

- 이제 새끼 손가락과 약지로 왼쪽 콧구멍을 누르고, 오른쪽 콧구멍을 통해 마신다.
- 그리고 엄지로 오른쪽 콧구멍을 누르고 왼쪽 콧구멍을 통해 내쉰다. 그리고 나서 오른쪽 콧구멍을 통해 마신다.
- 다섯 번 반복한다.

웃자이 호흡 (Ujjai breathing)

웃자이 호흡은 바다의 고요한 파도소리처럼 들린다. 이것은 수련을 할 때마다 마법처럼 즉각적으로 고요하게 하는 효과가 있다. 웃자이 호흡은 아사나 수련을 할 때 하는 호흡과 비슷하다. 이것은 각각의 움직임 또는 아사나와 연관되는 호흡이다. 이 호흡과 움직임의 공생은 우리 안에서 강력한 프라나를 만들어내며 건강 문제들을 많이 치유한다.

효과를 보기 위해서 세 번 마시고 내쉬는 세트를 다섯 번 한다. 이것은 의사가 혈압이나 콜레스테롤 같은 의학적 문제에 대해 처방한 치료를 대체하는 것은 아니다. 이것은 예방과 치료를 보충하는 역할을 한다.

방법

- 파드마사나로 앉는다.
- 마시며 복부 깊이 공기를 집어 넣는다. 약간 강하게 소리를 내면

서. 그러나 지나치지 않게. 배가 수축되는 것을 느낀다. 그리고 모든 공기를 내뱉고 배가 확장되는 것을 느낀다.

- 마시는 호흡을 일 초에서 이 초로 늘이고, 그 후 더 길게 한다. 프라나를 확장하면서 마시는 호흡과 내쉬는 호흡을 동일하고 길게 하는 것을 목표로 한다.

명상은 수명을 연장한다

샤스트라(shastras)[78]에 의하면, 우리는 우리 안에 여섯 개의 적 또는 아리샤드바르가스(arishadvargas, 망상)를 가지고 있다. 우리의 본성, 우리의 안타르 아트만(antar atman)은 이 망상들이 건드릴 수 없다. 이것들은 아래와 같다.

- 카마(Kama) : 성욕
- 크로다(Krodha) : 분노
- 마다(Madha) : 자존심
- 마트사리야(Matsariya) : 질투
- 로바(Lobha) : 탐욕
- 모하(Moha) : (성적으로) 끌림

78 샤스트라 : (힌두교) 학술적 경전

우리가 향하는 정신적인 목표지점은 안타르 아트만(antar atman), 지고의 영혼을 깨닫는 것이다. 나는 내부의 영혼을 굴 껍질 속의 순수한 진주라고 자주 생각한다. 진주를 얻기 위해서는 껍질을 제거해야 한다. 껍질은 망상 또는 아리샤드바르가스(Arishadvargas)로 겹겹이 쌓여있다. 일단 껍질을 제거하면 우리는 정신적 지식의 완전한 관용과 안타르 아트만의 깨달음을 얻게 된다.

철학자가 아닌 사람들에게 이것은 터무니없이 들리겠지만, 내가 말하려고 하는 것은(우리에게 친숙한 개념인, 명상 또는 아쉬탕가를 하는 우리들은 알고 있는) 디야나(dhyana)다. 나는 디야나에 대해 설명할 것이고, 또 왜 명상이라는 단어를 쓰지 않으려고 하는지도 설명할 것이다.

요가 수트라에서 파탄잘리는 '요가 시따 브리띠 니로다(yogas citta vritti nirodhah)' 라고 했다. 당신이 요가 상태에 있을 때 모든 미세 개념들(브리띠 vritti)은 사라진다. 수련에 더 깊이 들어가고 일상 생활에 집중을 하기 위해서는 시따 브리띠(chitta vritti) 또는 원숭이의 잡담 같은 시끄러운 생각 또는 마음속의 잡담을 극복해야 한다. 끊임없이 생각거리를 만들고, 추측하고, 남의 떡이 더 큰 것처럼 보이게 하는 것은 당신 마음 속의 목소리다.

사실 인간의 마음을 잡음, 잡담, 나뭇가지 사이를 재주 넘는 원숭이 같다고 묘사한 사람은 붓다였다. 여기가 디야나, 명상 또는 사색이 찾아올 부분이다. 서양은 오직 명상이라는 개념에만 사로잡혀있다. 그러나 '디야나'는 B.C 1500년부터 베단타 학파로부터 유래한다.

디야나는 사마디에 이르게 하는 것이다. 이것은 우리 내부의 아트만 또는 영혼 속으로 다가가는, 마음이 완전히 고요해지는 정점이다.

디야나는 한 대상 또는 장소에 주의를 집중하고 명상을 해서 마음의 장애를 없애는 방법이다. 디야나는 마음을 고요하고 조용한 장소로 데려간다. 명상은 요가 수련과 분리되지 않는다.

오하이오 주립 대학에서 출간한 『사회 심리학과 성격 과학』에서는 종교 조직에 가입하고 금욕과 명상을 하는 사람들이 약 5년을 더 산다고 한다. 영적 수련과정에서 발견하게 되는 공동체 의식과 고요함과 명상과 기도의 효과는 아주 강력하다. 고요함은 당신들을 연결시킨다.

나에게 영성은 착한 사람이 되는 것이다. 그리고 이것은 자동적으로 내적 외적으로 분쟁이 적은 삶으로 인도한다. 영성은 종교에서 태어난 것이 아니다. 큰 종교 단체가 정치에 사로잡혀 있을 때 사람들을 분열시킨다. 우리는 모두 같은 사랑과 기도의 능력을 가진 인간이다. 영적인 수련은 그것을 이용할 수 있게 하고, 우리 자신이 스스로 처신할 수 있도록 만든다. 우리는 우리의 행동, 반응, 생각에 대해 생각하기 시작한다. 우리가 여섯 개의 적에게 사로잡히지 않을 때, 우리는 우리가 누구인지에 대해 명료하게 알게 된다. 우리의 행동은 순수해진다. 그리고 우리는 우리 자신을 영적인 존재로 생각할 수 있게 된다.

당신은 그것을 찾으면서, 당신이 알지 못하는 것을 갈망한다. 영적인 노력은 샨카라차리야(Shankaracharya)가 탄생과 죽음의 순환이라고 한 삼사라(samsara)에 사로잡히지 않게 한다. 그렇게 카르마의 순환을 깰 수 있다. 카르마에는 세 가지가 있다. 산치따 카르마(Sanchitta karma)는 전생들로부터 축적된 것이고, 프라라브다 카르마(prarabdha karma)는 현생에서 축적된 것, 아가미(agami)는 현재 행동의 결과로 미래에 나타나는 것이다. 고통과 카르마의 순환을 없애기 위해서는 적절한 영적인 지식을 가져야 한다. 그러므로 영성은 단순히 자신에게서 아리샤드바르가스(arishadvargas) 또는 망상을 제거하는 것이다.

명상하는 방법

트라타카(Trataka)

지나치게 주의가 산만하고 시선이 여기 저기로 날아다니고 거의 통제 불능한 상태를 경험해봤다면, 시선 안정의 중요성과 시선이 마음의 고요함으로 어떻게 이끄는지 알 것이다. 트라타카는 눈의 근육을 강화함으로써 약한 눈에 도움을 주고, 두통까지도 완화한다.

여덟 걸음에서 열 걸음 떨어진 곳에 점을 찍는다. 생각을 막고, 마음을 비운다. 마음의 산만함을 가라앉히기 위해 한 점 또는 촛불을 응시 또는 드리스티[79]한다. 크리야(kriya)에서 이것을 트라타카라고 부

79 드리스티 : 산스크리트어로 '시력,응시'를 의미. 요가 자세를 취하는 동안 실행되는 응시 기법을 나타낸다.

르며, 눈물이 날 때까지 눈을 깜빡이지 않고 한 점에 집중한다.

자파(Japa)

자파를 하는 것은 외부에 집중을 하는 트라타카와 다르다.

다리를 꼬고 고요하게 앉아 약 8분 정도 눈을 감고 당신이 섬기는 신에게 집중을 한다. 챈팅(Chanting) 또는 자파를 하는 것은 에너지를 생성한다. 챈팅을 할 때 당신을 혀를 반복적으로 움직임으로써 진동을 만들어낸다. 챈팅을 하는 동안 입을 통해 호흡하는 것을 잊지 말라. 챈팅은 폐를 강화한다.

챈팅을 종교와 연결할 필요는 없다. 가족이나 구루에게서 전해진, 당신이 편안하게 느끼는 어떤 자파든 선택할 수 있다. 옴(Om) 챈팅은 간단하고 강력한 시작점이면서 우주적인 에너지를 나타낸다.

나는 궁극적으로, 고장난 레코드 같음에도 불구하고, 같은 결과에 도달했다. 고요하게 앉아 장시간 집중을 하기 위해서는 강한 신체와 질병이 없는 신체기관이 필요하다. 그래서 강한 아사나 수련을 한다면 명상 수련이 좀 더 효과적으로 이루어진다.

우리는 수백 년을 살기 원하는 것은 아니지만, 거북을 본받아 죽음을 늦출 수 있다. 이 호흡과 명상 기술들을 연습해서 당신의 본능적인 반응이 얼마나 더 침착하고 지성적이 되는지 지켜보자.

- 천천히 하는 호흡은 폐 용량을 개선하고, 스트레스를 받는 순간 침착하게 하고 수명을 늘여준다.
- 프라나야마 수련은 알레르기들을 치유하고, 마음을 조절하고, 몸에서 감정적인 장애들을 없앤다.
- 챈팅은 당신을 우주적인 에너지와 연결시키고, 음성 진동으로 치유한다.
- 명상으로 눈을 고요하게 하면 마음도 고요하게 된다.

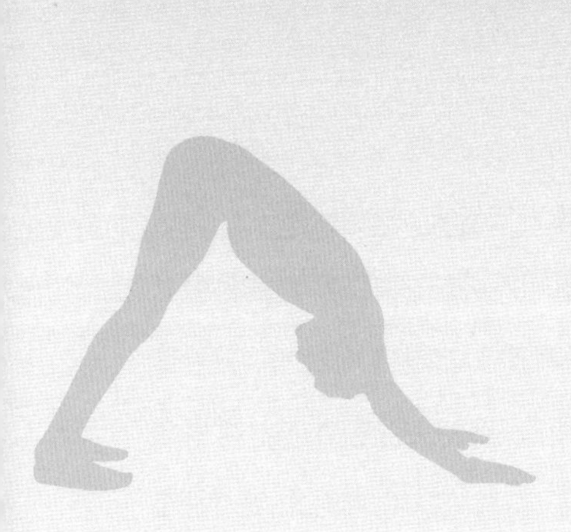

7

자신을 돕기 위해 타인을 돕기

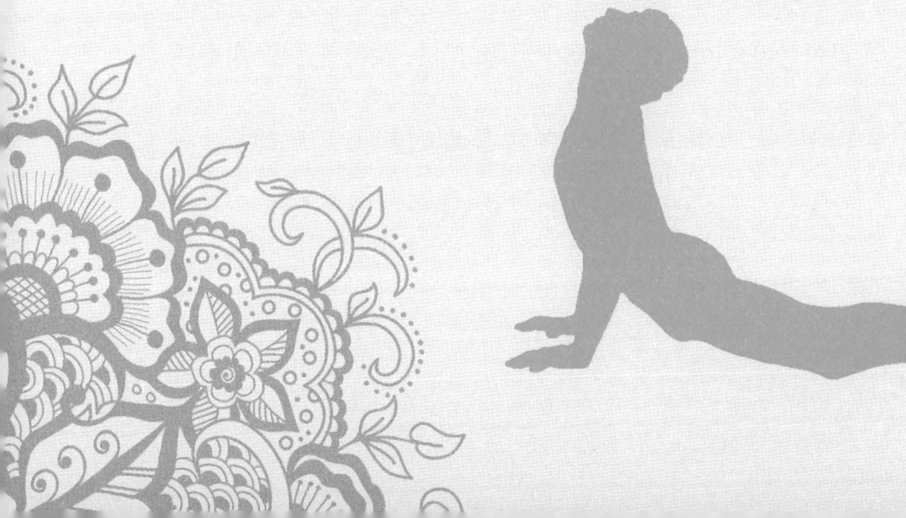

내가 어렸을 때 한 산스크리트 학자가 옆집에 살았다. 우리는 그에게서 쉴로카(Shlokas)와 우파니샤드와 바가바드 기타를 배웠다. 이것들 모두 어린이에게는 너무 무거운 주제였다. 그러나 사촌과 나는 그를 사랑했다. 그는 고대의 철학과 문학까지도 매우 흥미로운 방법으로 우리에게 가르쳤다. 그는 우리에게 그 서사시의 배역을 연기하게 했다(내가 얼마나 하누만의 이야기를 사랑하는지 알 것이다). 우리는 쉴로카[80]를 암송하며 산책하고 바깥을 돌아다녔다. 우리가 11살이던 어느 여름, 그는 우리를 마이소르에 있는 라쉬트리야 스와얀세박 상(Rashtriya Swayansevak Sangh) 캠프에 자원봉사자로 등록했다.

캠프에서 그들은 음악부터 도덕까지 많은 주제에 대해 이야기하고 가르쳤다. 우리는 무술을 배우고, 체육훈련을 하고, 지역 봉사활동에 가입해서 공원과 도로를 청소했다. 나는 스와쉬 바랏(Swachh Bharat)[81] 이라는 단어가 새로 만들어지기 오래 전부터 이 개념을 알게 되었다.

캠프의 분위기는 영적이었다. 캠프의 리더는 우리에게 죽을 때까지 우리 곁에 머무는 하누만에 대한 이야기를 가르쳤다. 락쉬만[82]이 전투에서 라바나의 아들 이드라짓이 쏜 화살에 맞아 의식을 잃었을 때의 라마야나 이야기는 내가 가장 좋아하는 이야기들 중 하나다. 그

80 쉴로카 : 산스크리어로 된 힌두 고전 시. 각 줄에 16 음절이 들어있다.

81 스와쉬 바랏 : 인도 도시, 도시, 도시 및 농촌 지역의 거리, 도로 및 인프라를 청소하는 것을 목표로했던 2014-2019 년 인도 전역의 전국 캠페인

82 락쉬만 : 라마의 남동생. 힌두 서사시에서는 라마야나의 보좌관이다.

는 하루를 넘길 수 없었다. 하누만은 지침을 얻기 위해 스리란칸 궁정 의사인 수쉐나에게 갔다. 그는 하누만에게 드로나기리 산에서 산지바나 허브를 가지고 와서 락쉬만을 치료하라고 했다. 그 산은 위대한 히말라야에서 가장 높은 봉우리들 중 하나다. 그 허브는 너무나 강력해서 가장 심각한 신경체계의 문제들도 치료할 수 있었다. 그것을 발견하기 위해서 하누만은 빛을 내는 식물을 찾아야 했다.

하누만은 바다를 건너뛰고 광대한 땅을 날아서 히말라야로 향했다. 불행히도 그의 힘과 스피드도 하누만을 도울 수는 없었다. 그가 위대한 산악 지역에 도달했을 때 이 강력한 치료의 힘을 가진 허브를 구별할 수 있도록 의학적인 훈련을 받지 못했기 때문이다. 오늘 날에도 과학자들과 연구자들은 이 종잡을 수 없는 허브를 찾으려고 한다. 하누만은 이 허브를 찾을 수 없자, 전체 산을 가져가려고 결심했다. 그래서 하누만의 대표적인 이미지는 드로나기리 산을 옮기는 것이다. 드로나기리 산을 들어 올리는 하누만의 이야기는 힘든 시기에 나를 격려했다. 돌아 오는 길에 태양이 떠오르려고 하자, 하누만은 태양을 팔 밑에 잡아 두어 같은 날에 허브를 가지고 도착하려고 했다. 나는 태양을 팔 밑에 둔 이 원숭이 신 이미지를 사랑한다. 긍정과 인내를 상징하는 – 태양을 붙잡고 문제를 향해 뛰어가는!

이 모든 이야기와 영적인 지도 외에도, 캠프에는 세바(seva) 또는 봉사에 대한 강조, 이타심의 중요성, 이타적인 행동 그리고 어려움에 처한 사람들을 돕는 방법 등에 관한 여러 가지 강조 사항들이 있었다. 나는 이 아이디어들에 관심이 있어서 비록 내가 어렸지만 공동체를 위해 무언가 특별한 것을 하고 싶었다. 그러나 세바(seva) 또는 이타적인 봉사 뒤에 있는 마법을 이해하기까지는 한참이 걸렸다. 나이 들지 않는 것(ageless)은 이타적인 것과 복잡하게 얽혀있다. 그리고 단순한 논리이기도 하다.

우리 각자는 일상에서 어떤 스트레스에 놓여있다. 인생은 점점 경쟁적이 되어서, 외부적인 스트레스에 대해 우리가 할 일은 별로 없다. 한 시간 동안 당신을 괴롭히는 질문들에 대해 생각해봐라. 회의에 시간에 맞춰 갈 수 있을까? 대출금을 갚을 돈을 어디서 얻을 수 있을까? 점심은 어디서 먹지? 그녀는 왜 내 이메일에 답하지 않지?

이제, 이 스트레스들에 자세히 주의를 기울여보자. 무엇을 알아낼 수 있나?

정답은 : 나 자신

우리 자신은 이 모든 불안의 창조자이자 원인이다. 미친 짓 같지 않은가? 그래서 당신 자신을 향한 집중을 치워버리는 것만이 타당한 일이다. 나는 당신의 웰빙(well-being)에 대해 관심을 끄라는 것이 아니다. 내가 말하고자 하는 것은 당신의 스케줄에서 시간을 내어 공동체를 위해 일하거나, 다른 사람을 위한 봉사에 자원하라는 것이다. 공식적일 필요는 없다. 원한다면 친척이나 이웃을 도와도 된다. 이타적인 봉사를 함으로써 당신 자신이 덜 걱정하고 자신을 덜 소모한다는 것을 발견할 것이다. 이것은 당신 어깨에서 짐을 덜 것이다. 기억하라, 다른 이들을 생각하고 돕는 것은 당신의 문제들에 집중하는 것에서 벗어나게 한다. 그러나 이것은 이상하지만 단순하게, 그리고 감정적이고 육체적으로 당신 자신을 돕게 된다. 과도한 스트레스는 수 많은 비만, 고혈압, 불면증 같은 생활관련 질병들과 연결되어 있기 때문이다.

사회적 유대감

2003년 나는 저널리스트 댄 뷰트너(Dan Buettner)의 『블루 존(Blue zones)』을 읽었다. 이것을 내게 깊은 울림을 주었다. 블루존은 이탈리아의 샤르디니아, 일본의 오키나와, 캘리포니아의 로마 린다, 코스타리코의 니코야 반도와 아카리아, 그리스의 외딴 섬들을 포함한다. 이 지역들은 서로 멀리 떨어져있지만, 공통점을 가지고 있다. 이곳은 남녀가 백 년 넘게 사는 세상에서 가장 건강한 곳이다. 오래 살 뿐만 아니라 질병과 만성질환 없이 건강하게 산다.

각 도시와 마을과 섬의 놀라운 장수의 수치에 대한 특별한 이유가 있지만, 공통점은 지역에서 구할 수 있는 식물과 콩류를 위주로 한 식단과 적절한 운동이었다.

그러나 내게 두드러지게 보이는 요소가 하나 있었다. 바로 사회적 유대감이다. 블루존에 사는 사람들은 뛰어난 지원 시스템에 접근할 수 있었다. 그들은 공동체에 참여했다. 이것이 장수의 중요한 요소였다.

종교와 믿음은 그 종교를 믿는 사람들에게 강력한 공동체를 사람들에게 만들어 주고 되돌려 줄 수 있는 기반을 제공한다. 반면, 다른 공동체는 가족을 우선시하고, 부모와 가깝게 살고, 배우자에게 헌신하고 자식들에게 사랑과 시간을 투자하게 한다. 공동체와 연결된다는 것은 스트레스, 우울증, 중독을 줄이는 것으로 증명되었고, 결국 우리가 오래 살 수 있게 한다. 당신이 나쁜 버릇을 버리도록 수 없이 많이 배우자가 도왔던 것을, 어려운 시기에 친구가 당신을 도와준 것을, 당신이 사업을 시작할 때 친척들이 충고를 해준 것을 생각해봐라. 핸드폰 알림 소리가 아닌, 즐겁게 재잘거리는 소리가 실내를 채우던 식당을 또한 생각해봐라. 가족모임은, 잠재적으로 혼란스럽고 때로는 논쟁적이기도 하지만, 우리가 원하는 것이고 우리에게 소속감을 주는 것이다. 슬프거나 기쁠 때, 가족 구성원들이 당신 곁에 있기 위해 모든 것을 보류할 때 그 연대감으로 인해 부담이 덜해지고, 결국엔 이것이 당신이 세상에 맞설 수 있게 하지 않나? 인간은 섬처럼 고립되어서는 제대로 할 수 있는 일이 없다. 앞으로 벌어질 경주에서 우리는 이것을 잊어서는 안 된다.

인도에서 우리는 한 때 강력한 지원체계인 대가족 제도를 가지고 있었다. 그러나 오늘날 이 관계는 해체되고 있다. 나는 우리가 대가족으로 살며, 이웃과 마을의 사랑과 지원에 의지해서 살던 그 날의 공동체 의식의 상실에 대해 애도한다. 주변사람들과 가졌던 진짜 유대감에서 나왔던 소속감을 가지고 우리는 살았다. 그리고 우리는 우리 문제를 절대 혼자 해결하는 법이 없었다.

오늘날 우리는 그것으로부터 멀리 떨어져 살고 있다. 우리는 고립되었다(섬 같은 존재다). 유일한 유대는 실제 생활에서는 거의 보지 않는 사람들과 인터넷으로 연결되는 것이다. 공동체에 대한 책임감을 없애고 나면, 우리는 그것이 무엇이든 간에, 다른 사람들을 이기는 것으로 자신을 정의한다. 우리는 힘에 집중을 하고 이기심에 둘러싸이게 된다. 우리가 불행하고 삶에 만족하지 않을 때 층층이 쌓여있는 부정적인 것들을 풀 수 있는 능력을 잃고 만다. 우리는 모든 논리적인 사고를 정복해 버리고 더 심한 염려와 불안으로 이끄는 감정으로 우리 자신을 정의하게 된 것이다.

해롭고 부정적인 순환으로부터 벗어나는 한 가지 길은 우리의 문제로부터 관심을 옮겨 우리의 시간과 관심을 쏟아 다른 사람을 행복하게 만드는 것이다. 이렇게 함으로써 우리의 지식과 경험으로 도움을 줄 수 있는 공동체가 있다는 것을 발견하게 된다. 이 지식과 경험을 얻기 위해 많은 시간과 돈을 투자했겠지만 우리는 그것들을 무료로 나눠줄 수 있다. 그리고 그 대가로 우리 자신에 대한 관심을 거둘 수 있다.

소셜 미디어라고 불리는, 소란스러운 형태를 가지고 머리를 들어올리고 있는 추악한 자기 집착이 있다. 나는 자주 컨퍼런스에서 소셜 미디어에 대해 이야기한다. 마음이 잡담과 소셜 미디어의 의견들로 가득 차 있을 때 고요함은 커질 수 없다.

소셜 미디어에서 세상에 보여주는 생활, 일, 요가의 완벽한 그림에 중독되고, 이 인공적으로 만들어진 이야기들이 실재하지 않는다는 것을 깨달을 때 우리는 좌절하게 된다. 이런 건강하지 않은 집착을 멀리함으로써 인터넷에서 보여지는 성공의 지름길과 거짓된 삶의 건설에 대한 스트레스를 멀리 할 수 있다. 이렇게 생각해봐라. 한 장의 그림이 천 마디의 말 보다 가치 있을 수 있다. 이 말의 반은 사진을 찍는 사람들과 피사체들로부터, 나머지 반은 그것을 보는 사람들로부터 나왔다. 친구들이 우리보다 훨씬 더 즐겁고, 성공적이고, 흥미로워 보여서 화가 날 때마다 기대와 실패는 우리의 몫이라는 것을 기억하라.

일단, 세계를 보는 근시안적인고 문제가 있는 관점을 멀리하고, 성취감을 주는 방식으로 우리 주위에 있는 사람들을 위한 공간을 만들어 보기 시작할 수 있다. 내가 추진해왔던 것은 세바(seva)의 놀라운 개념이다. 인도에서 우리가 일찍이 세바를 시작할 수 있었던 것은 행운이다. 우리의 모든 종교들은 공동체에 봉사함으로써 신을 경배하는 방법을 적극적으로 장려한다.

이 이타적인 행위들은 바가바드 기타와 쿠란(Quran)[83]에 아주 자세하게 쓰여있다. 전세계의 이타적인 시크교도들은 구루 그란스 사히브(Guru Granth Sahib)의 가르침에 따른 세바의 개념으로 세상을 더 나

83 쿠란 : 아라비아어로 쓰여진 이슬람의 근본성전

은 곳으로 만들었다. 골든 템플은 100,000명이 넘는 사람들에게 식사를 제공한다. 주말과 축제에는 이 숫자가 증가한다. 이슬람에서 사다카(Sadaqah)는 문자 그대로 사람들을 불러 자신의 소유물을 주는 개념이다. 쿠란에서 말하기를, 알라신은 자발적이고 진실로 선을 행하는 사람을 알아보고 그들에게 고마워한다고 한다.

어디서 시작해야 할 지 모르는 사람들을 위해 내가 참여하고 있는 세바에 대해 겸손한 마음으로 설명하고자 한다.

구루에게서 전해진 세바 (Seva from guru to shishya[84])

나는 자주 KPJAYI(K.Pattabhi Jois Ashtanga Yoga Institute : 파타비 조이스의 아쉬탕가 요가원)가 왜 이렇게 큰 조직이 되어야 했는지 의아하게 생각한다. 시작할 때 우리의 목표는 더 깊은 지식을 얻는 것이었다. 이것은 부나 명성이 아니었다. 나는 이 지식은 더 많은 사람들과 나누기 위해 우리에게 주어졌다는 것을 깨달았다. 이것은 수련과 함께 오는 것이다. 당신은 가르치는 것으로써 사드하나(sadhana)[85]의 균형을 맞춰야 한다.

84 쉬쉬야(shishya) : 구루의 학생

85 사드하나 : 명상, 요가, 노래 또는기도와 같은 활동을 통한 일상적인 영적 실천의 훈련과 자아의 승복

요기로서 학생들에게 아사나만 가르치는 것이 아니라, 그들을 또한 안내하고 있는 것이다. 이것이 그들에 대한 당신의 세바(seva)다.

자신을 위한 세바 : 나는 어렸을 때부터 내가 자연과 야생동물에 깊이 연결되었다고 느꼈다. 그리고 커서는 카비니(Kabini) 국립 공원에 자주 갔다.

2005년에 나는 가족과 아프리카에 갔다. 나는 자연 서식지에 사는 야생동물의 사진을 찍었고 그 사진을 사랑했다. 나는 그것에 너무 애착을 가지거나 중독되지 않도록 조심해야 했다. 내 주위 사람들은 나보다 더 좋은 사진 장비들을 가지고 있었고, 나 보다 더 여행을 많이 했다. 나는 내가 사진을 더 추구할 수 없다는 것을 일찍 깨닫고 최소한의 장비만을 보유했다.

나는 사진에 대한 내사랑이 요가와 자연의 오래된 관계와 어딘가 연결되었다고 느낀다. 마유라사나(Mayurasana), 마치아사나(Martsyasana), 쿠르마사나(Kurmasana)는 숲에 앉아서 영광과 경외를 가지고 자연을 바라보고 사드하나를 하던 고대의 성인들인 리시(rishis)와 무니(munis)[86]들로부터 비롯된 아사나들이다. 여기서 그들은 사람들이 평화롭고 행복하고, 서로 간에 그리고 동물과 나무들과도 조화롭게 되기 위해 연구를 했다. 가장 깊은 연결은 식물군, 동물군과 연결되어야 한다. 이 연결들을 추구하는 유일한 길은 아사나를 기

86 무니 : 완전한 침묵을 맹세하거나 예외적으로만 말하는 수행자

억하는 것이고, 이것은 요가 수련자의 한 측면이기도 하다.

자연을 위한 세바 : 요기가 된다는 것은 동물과 자연 속에서 사는 방법을 생각해야 한다는 것을 의미한다. 모든 생물은 같은 권리를 가지고 있다. 한 그루의 나무를 베는 것은 수 백 생명체들의 서식지를 파괴하는 것이다. 우리는 자연에게서 얻는 것만을 생각하고, 금전적 이득을 얻기 위해 이용하는 것만을 생각하면서 살 수 없다.

우리는 최근에 자연에 대한 세바로서 200 그루의 나무를 심었다. 도시의 공해 때문에 도시의 요기들은 나무를 심어야 하고, 이것이 요가 수련에 어떻게 영향을 미치는지 또한 생각해야 한다. 사원에 방문하는 대신 주변에 있는 동물들과 나무에 친절해지기 시작해보자. 우리의 아이들이 신선한 공기, 산소가 있는 공기를 마실 수 있도록 해야 한다. 나는 학생들에게 언제나 아이가 한 명 있다면 열 그루의 나무를 심으라고 말한다. 이것은 우리를 어머니 대지와 연결시켜준다. 요즘은 누구에게도 멈추고 앉아서 자연을 받아들일 시간이 없다. 당신이 나무를 심을 때 당신은 그 나무와 같이 자란다. 이것은 아이를 돌보는 것과 같다. 당신은 점점 자연과 연결된다. 신선한 공기에 몇 시간 있으면 그 사람의 에너지가 90퍼센트 증진되고, 생기 있고 에너지가 넘치게 되어 육체적 질병에 대한 회복력이 향상된다고 연구자들은 말한다.

산소 레벨이 높은 깨끗한 방에 있을 때 당신의 뇌 활동이 30퍼센트 증가한다는 것이 과학적으로 증명되었다. 깨끗한 방에서 시험을 치르는 아이들은 경이로울 정도로 시험을 더 잘 치른다.

프라나야마는 우리가 이미 배웠던 요가의 필수 단계(가지)들 중 하나로, 독소를 내보내고 몸의 생명 에너지를 되살리기 위한 호흡 조절 기술이다. 호흡을 조절하는 것이다. 그러나 어떤 요가든 산소가 부족한 더러운 공기에서 하면 고요한 마음에 이를 수 없다. 요가와 프라나야마 수련은 깨끗한 공기가 있는 방에서 해야 하는 것을 잊지 말아야 한다.

신선한 공기가 뇌에 이르면 건강해지기 때문에 요기들은 숲과 산으로 갔다. 독이 있는 공기는 마음을 방해한다. 도시에서 수련하는 것은 당신의 요가에 해로울 수 있다. 깨끗하고 신선한 공기는 모든 사람의 요가에 매우 중요하다.

숲으로 들어가면 당신은 자동적으로 생기를 느낀다. 당신은 뇌와 몸으로 곧장 가는 풍부한 산소 양의 차이를 느낀다. 당신은 밝고, 각성되고 거의 깨닫는 것처럼 느낀다.

당신의 땅이나 집에 토종 나무를 심어라. 장식적인 나무는 보통 지정학적으로 환경에 낯설기 때문에 쓸모가 없다. 나는 호흡에 문제가 있거나 우울증 같은 정신적인 문제가 있는 사람들에게 정기적으로 공원에 가서 호흡하고 자연을 흡수할 것을 추천해 왔다. 이것은 최고의 치유다.

나라를 위한 세바 : 나라에 관해서라면 작게 시작할 수 있다. 정직하고, 세금을 내고 규칙을 지키고 책임감 있는 시민이 되는 것이다. 이것이 나라를 발전시키는 세바다. KPJAYI에서는 어떤 보조금도 받지 않는다. 우리는 정직하게 세금을 내고 소득세 공제도 요구하지 않는다. 우리는 소득의 40~45퍼센트를 정부에 내고, 큰 규모에서 세바를 하도록 나라의 리더를 돕는다.

공동체를 위한 세바 : 바가바드 기타에서는 크리쉬나[87]가 아르주나에게 음식과 수확을 위해 필요한 비를 얻기 위해 비의 신에게 야즈나(jajnas)[88]를 하였듯이 사람들은 최선을 다하기 위해 공동체에 비이기적인 행동을 해야 한다고 말한다. 여기서 음식은 단지 비유일 뿐이고, 실제 금전적인 이득이 아니다.

진정한 요기는 모두가 동등하다고 생각한다. 진정한 요기는 돈과 지식을 나눈다. 진정한 요기는 타인이 행복하도록 돕는다. 진정한 요기는 다른 이들이 진보하도록 돕는다. 요가 수련을 하면 이 생각들이 당신에게 찾아올 것이다. 샬라에는 수업료를 못 내는 인도 학생들을 위한 장학금이 있다. 인도에서는 전통적인 요가와의 연결이 끊겼다. 오늘날 인도인들은 시급히 이것과 연결될 필요가 있다. 인도인들은 본질적으로 영적이다. 아쉬탕가 수련을 함으로써 우리는 쉽게 영

87 크리쉬나 : (인도신화) 크리슈나신(神). 비슈누의 제8 화신.

88 야즈나 : 산스크리트어로 희생, 헌신, 숭배, 공물이라는 의미로, 전통 제사의례를 뜻한다

성의 개념을 잡을 수 있고, 요가적인 존재를 지향할 수 있다. 그리고 우리는 헌신적이어야 한다. 지도자들은 학생들이 헌신적이 되도록 장려해야 하고 사람들이 요가를 계속 할 수 있도록 무료 수업을 열 수도 있다.

벵갈룰루의 컨퍼런스에서 있었던 이야기다. 그곳에는 첫날부터 외국인 참가자들만 있어서, 나는 조직 관계자들에게 요가는 모든 사람들을 위한 것이므로 모든 사람들에게 배울 기회를 주어야 한다고 말했다. 두 번째 날, 한번도 아쉬탕가 요가를 해보지 않은 지역 사람들 삼백 명이 컨퍼런스에 찾아왔다. 세 번째 날, 학생들은 호흡과 동작에 강하게 집중을 하는 이런 요가가 있는 줄도 몰랐다고 말하며 울기도 했다. 그들은 이것을 사랑했다. 오직 수련을 할 때만 당신이 아름다움을 깨달을 것이다. 당신은 그 방법의 아름다움과 힘을 깨달을 것이다. 이것이 나의 세바다.

사무실과 학교에서의 세바 : 우리들 모두는 수입의 일부를 잘 알려진 자선단체에 기부해야 한다. 그 자선단체가 들어오는 돈을 어떻게 쓰는지 적절한 조사를 해봐라. 당신이 큰 회사에서 일한다면 돈을 모아서 다른 이들을 돕도록 직접 사용해라.

요가는 회사와 공공기관과 학교에 소개되어야 한다. 어린이들이 아주 어릴 때부터 요가 수련을 하도록 장려하는 것은 아주 중요하다. 오늘 날 어린이들은 쉽게 산만해져서 모니터 화면 외에 다른 것에 집중해야 한다. 그들은 또한 운동도 해야 한다.

정부와 회사 사무실에서, 대학에서, 사람들은 간단한 아사나 수련과 호흡 수련을 시작할 수 있다. 이것이 국가를 더 생산적이게 만들 것이다. 이것이 사람들을 조화롭게 살게 하고, 작게는 공동체에 크게는 세계에 평화를 가져오는 방법이다.

세바는 조용하게 : 언제나 조용하게 세바를 해라. 카나다(Kannada)에 이런 말이 있다. 거칠게 번역하자면, 오른 손으로 무언가를 할 때 왼손은 당신이 하는 일을 몰라야 한다. 불행히도 사람들은 공공연하게 세바를 한다. 이것은 진정한 세바가 아니다. 우리는 매년 천명의 학생들에게 학교가방을 주고, 매년 수천 그루의 나무를 심지만, 그것에 대해 거의 이야기하지 않는다.

~~~

이슬람, 시크교, 불교와 힌두교는 세바의 개념을 강조하는 종교들 중 일부일 뿐이다. 종교가 가르치는 것 외에, 우리는 우리 안에서 개인적인 이익추구와 자기 잇속만 챙기는 경향을 발견하여 맞서야 한다. 당신과 나누는 이것이 개인적으로 내면 깊숙한 당신의 삶에서 이런 이기적인 측면을 발견할 수 있게 하기를 바란다. 반면에 자기자신에게 친절하면 그 즉시 당신 주변에게도 친절해진다는 것을 언제나 기억해야 한다. 세바는 집에서 시작한다!

세바는 단순한 말이다. 이것은 봉사를 의미한다. 그러나 나는 ‘당
~~~

신의 공동체와 함께' 라는 뜻으로 생각하고 싶다. 당신의 신에 대한 개념이 어떠하든 우리는 우리 자신을 신에게 헌신할 뿐 아니라 세바에게도 헌신한다. 우리는 또한 우리 자신에게 더 길고 만족스럽고 행복한 삶을 살 기회를 주고 있다.

- 세바를 함으로써 자기 자신에게서 공동체로 초점을 이동한다.
- 당신은 가지고 있지만 그런 특혜가 없는 사람들을 위해 무료로 시간과 전문지식 나누기
- 항상 친절한 태도를 지닐 것을 매일 아침 상기하기
- 언제나 조용히 세바를 하고 대가를 바라지 않기

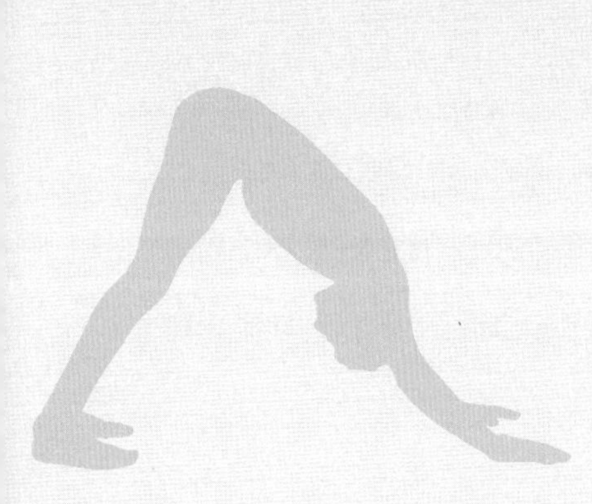

8

긍정적인 상태 유지하기, 그리고 자족하기

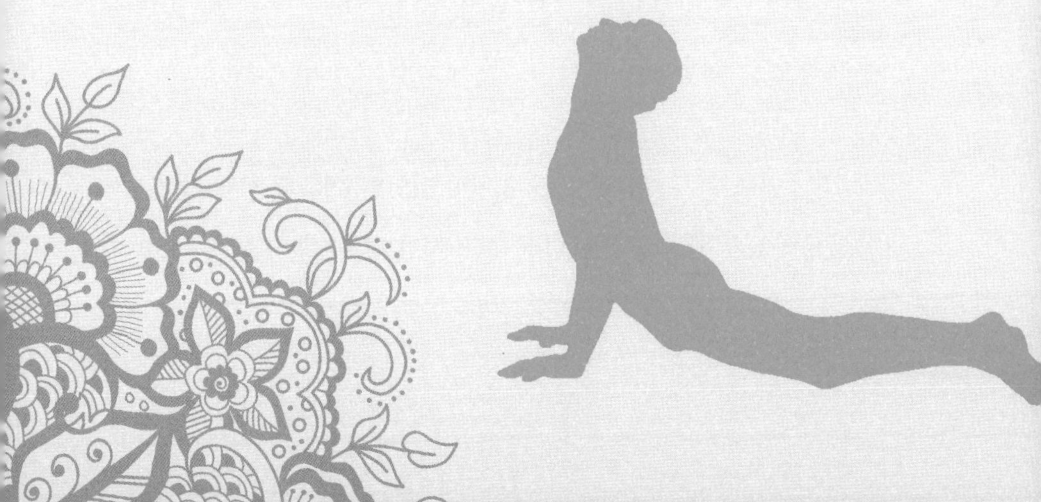

우리는 아사나, 프라나야마, 디야나에 대해 얘기했었다. 우리는 더 오래 살고, 더 질이 좋은 삶을 살기 위해 무엇을 먹고 마실지 그리고 어떻게 걸을지에 대해서도 토론을 했었다. 그러나 마음의 힘에 대해서는 아직 얘기하지 않았다.

할아버지께서는 이렇게 말씀하셨다.

스스로 존재하시는 주님께서 감각을 밖으로 꿰뚫어 여셨다. 그래서 우리는 밖을 보지만 스스로의 안은 보지 않는다. 그러나 어떤 현명한 사람이 불멸을 원해서 시선을 돌려 내부를 응시했다. 그래서 내재하는 존재를 보았다.

내부로 시선을 돌려 내부를 응시함으로써, 우리는 주변의 방해를 무시하거나 단순히 회피할 수 있다. 내부성찰은 어려운 단어처럼 들리지만, 그것을 통해 얼마나 많이 자신을 통제할 수 있는지 생각해봐라. 실패하거나 두려울 때 주변의 세상을 비난하는 대신에 우리 내부에서 통제권을 찾아야 하지 않나? 그러나 그것을 위해 우리는 먼저 우리를 시험하는 것을 대면하고 인지해야 한다.

두려움으로부터 벗어나기

마이소르에 혼자 도착한 12살 소년이 있었다. 기차에서 내리자 소년은 마이소르 왕의 궁전을 향해 걷기 시작했다. 그는 매우 큰 소리를 들었는데, 그것은 그의 발걸음을 멈추게 했다. 마이소르는 그에게 이국적인 괴물이었다. 그는 고향을 떠나본 적이 없었다. 그는 두렵고 겁에 질린 어린 소년일 뿐이었다. 모든 것이 고향에서보다 큰 이 도시에서 소년은 왜소해졌다. 그래서 집으로 돌아가는 기차를 거의 타려던 참이었다. 그러나 그는 그러지 않았다. 마음을 단단히 먹고 한 발 한 발 발걸음을 옮겨 앞으로 나아갔다.

그 소년은 파타비 조이스(K. Pattabhi Jois)였다. 그 때는 1927년 이었다. 그리고 그 커다란 소리는 매 시간마다 울리는 궁전의 종소리였다. 이 이야기는 내가 인생에서 어려움을 겪을 때마다 기억하는 이야기다.

할아버지께서 산스크리트 대학에서 공부하시기 위해 마이소르에 오셨을 때, 그는 너무 가난해서 음식을 구할 수 없었다. 그러나 그는 학자가 되고자 하는 한가지 마음을 고수했다. 할아버지께서는 절대 희망을 잃지 않으셨다. 그는 마이소르의 이 집 저 집을 돌아다니며 음식을 구걸해서 연명하셨다. 브라만 신분이 존경을 받던 당시에 도시에 온 것은 그에게 행운이었다.

구루지께서는 언제나 공부가 첫 번째 우선순위라고 말씀하셨다. 그리고 그것은 그가 성취하려고 하는 것에 대해 집중을 잃지 않게 하는 힘을 주었다. 가족들(그 자신과 나중에 생기는 그의 아내와 아이들)은 정말로 빈곤의 나날들을 보냈다. 그들에게 지원이라고는 없었다. 몇 년간 할머니께서는 오직 두 벌의 사리만 가지고 계셨다. 이것이 그들이 가질 수 있는 전부였다. 할아버지께서는 아이들이 옷을 한 벌

밖에 없었기 때문에 돈을 벌기 위해 과외로 카나다(Kannada)에서 마하바라타(Mahabharata)와 라마야나(Ramayana)를 번역했던 시절에 대해 얘기해주시곤 하셨다. 그 당시 카나다에는 책이 거의 없어서 구루지께서는 사람들이 읽을 수 있도록 산스크리트를 번역하셨다. 그것으로 그는 닥쉬나(dakshina)에 갈 수 있었다. 가족들은 그에게 도티(dhoti)[89] [판차(pancha)]를 하나 주었으나 그것은 아이들의 옷으로 수선되었다. 가족들은 모든 것을 겪어냈다. 그들은 희망을 잃지 않았고 현실에 만족해 했다.

이것이 진정한 야마, 니야마다. 돈을 생각하지 않고 정직하게 일 하기, 또는 남보다 앞서려고 남을 속이지 않는 것. 당신이 이런 방식으로 일을 할 때 결과에 기뻐할 것이다. 당신이 만족한다면 그것으로 인해 평화롭게 될 것이다.

요가를 하는 동안 이것에 대해 생각하지 않는다고 하더라도 이것은 자연적으로 당신에게 올 것이다. 이 근본원리를 일단 바로잡는다면 가족들이 따라올 것이다.

당신이 부정적인 생각 속에서 산다면 이것은 몇 배로 커져서 모든 것을 차지해버릴 것이다. 사람들을 속이는 부정적인 생각은 당신 안에서 자라나서 당신을 불행하게 만든다. 이것이 어렸을 때 내가 가진 마음가짐이었다. 나는 이것을 나의 아이들에게 전해주려고 한다. 일에 대한 정직한 헌신을.

89 도티 : 인도에서 남자들이 몸에 두르는 천

나는 모든 종류의 병을 가지고 (심지어 암을 겪고 있으면서) 샬라에 오는 사람들을 봐왔다. 믿기 어렵다는 것을 알지만, 나 또한 처음엔 그랬다. 그러나 태도의 변화는 치유를 빠르게 한다.

이것이 어떻게 일상에 적용이 될까? 당신에겐 감당하기 어려운 마감이 있을 수 있고 까다로운 상사가, 난감한 인간관계가, 시도하기 어려운 아쉬탕가 자세가 있을 수 있다. 그리고 당신은 마라톤 완주를 시도할 수도 있다. 우리의 모든 두려움은 전에 배웠던 아드바이타(Advaita)[90] 이야기의 로프에 불과하다. 뱀은 부정적인 생각이고, 두려움은 무지다. 이것들은 당신이 뱀이 단지 무해한 로프이고, 당신의 두려움은 근거가 없다는 다른 의견들을 보지 못하게 한다.

큰 도시들과 세계들을 여행한 후 마이소르에 돌아와 이 길을 운전할 때 나는 도로에 분노가 없다는 것에 놀란다. 사람들은 친절하며 공손하고, 혼란과 여기 저기에 생긴 긁힌 흔적들을 보고도 웃어버린다. 작은 마을, 그리고 마이소르의 운전 훈련이 부족하지만 느긋한 시민들의 모습이다. 그들은 배려, 인내심 그리고 관대함으로 부족함을 채운다. 그리고 인도에서 운전하는 사람들은 운전이 얼마나 어려운 것인지 알 것이다. 나는 이것이 왜 그런지 알 지 못한다. 마이소르가 달콤한 마이소르팍(역자 주 : Mysore Park, 마이소르에서 만들기 시작한 달콤한 디저트)의 고향이기 때문일까? 아마도 인도 요가의 고향이고, 많은 위대한 요기들이 태어난 곳이기 때문일 것이다. 구루지로부

90 아드바이타 : 인간 상태의 차이가 환상이라는 교리

터 크리쉬나마차리야 선생님 그리고 아엥가 선생님까지. 나는 이렇게 생각하고 싶다. 이것이 내가 가치 있는 삶을 살 수 있게 하기 때문이다. 나는 인생의 교훈을 향해 사는 마이소르 삶의 평화를 언어로 옮기고 싶다. 나는 언제나 외국 학생들에게 이것이 마이소르가 살기에 너무나 아름다운 곳이게 하는 요소 중 하나라고 말한다.

스트레스에 직면해서 관용적이고 친절하기 위해 무엇이 필요한지 멈춰서 생각해 본 적이 있는가? 모든 것이 잘 돌아갈 때는 모두가 침착하고 사랑스러울 수 있다. 그러나 이웃과 주차 문제로 싸우거나 직장에서 불공평하게 대접받을 때 당신은 친절하고 싶다고 느끼는가?

이 신화 이야기에 대해 생각해보자.

카우라바스[91]는 판다바스[92]에게 칸다바프라스타 라는 황무지를 주면서 속였다. 그러나 판다바스는 열심히 일해서 그것을 인드라프라스타[93]로 바꿔놓았다. 이것은 단순하고 잘 알려진 모두가 사랑하는 이야기다. 인생이 당신에게 던져놓은 어려움에 직면했을 때, 당신이 안과 밖에서 시험 받을 때, 이것이 바로 당신 안에서 찾으려는 그것이다. 재앙에 직면하여 성숙하게 행동하는 능력, 모든 힘든 상황과 사람들로부터 인드라프라스타를 창조할 수 있다는 것을 아는 것.

91 카우라바스 : 고대 인도의 대서사시 마하바라타에 나오는 많은 인물들의 조상인 전설적인 왕.

92 판다바스 : 고대 인도 대서사시 마하바라타에서 하스티나푸르의 왕인 판다의 다섯 왕자들.

93 인드라프라스타 : 고대 인도문학에서 쿠루 왕국의 도시. 마하바라타에서 판다바스가 이끄는 왕국의 수도.

당신 마음속의 원숭이

아쉬탕가에서 우리는 야마에 대해 많이 이야기 한다. 이론에 매몰되는 대신 타인에게 또는 자신에게 화가 났을 때 어떻게 우리가 아힘사(ahimsa, 비폭력)에 집중할 수 있는지 알아보자. 월급이 오르지 않거나 돈 문제로 싸울 때 우리는 아파리그라하(aparigraha, 무소유)를 기억해보려 할 수 있다. 붓다께서 말씀하신 '원숭이 수다'는 우리를 더 많이, 더 빨리, 더 좋게 하라고 밀어 붙인다. 그러나 명상하는 동안 이 원숭이와 대화를 했다면 이치적으로 따져서 잠과 음식과 휴식까지 희생하면서까지 이것을 할 필요가 있을까? 그리고 이 압박이 어떻게 우리와 세계와 우리의 행동에 영향을 주는가?

바다바드 기타에서 크리쉬나는 말하기를 "감각의 대상에 대해 곰곰이 생각하면서, 사람은 그것에 대한 집착을 키운다 : 집착은 욕망을 낳고, 욕망으로부터 분노가 일어난다… 그리고 분노는 망상을 낳고, 망상은 기억을 엉망으로 만들고, 혼란스러운 기억은 이성을 타락시킨다. 거기에서 파멸이 일어난다" 고 했다. 모든 종교 교리와 철학적 대화에 쓰여있듯이, 대개의 불안은 감각 대상들로부터 온다. 기타는 또한 스스로 깨달은 사람을 많은 강물들이 흘러 모이는, 그 누구도 건드릴 수 없는 대양에 비유한다. 그리고 그런 깨달은 사람을 불행하고 욕심이 많아서 어떤 것도 충분치 않고 정신적인 동요와 고통과 슬픔만을 낳는 세속적인 대상을 갈망하는 사람과 비교한다.

이것은 무엇을 의미하는가? 욕망은 마음과 몸의 병을 초래한다. 내 말을 오해하지 말기 바란다. 나는 목표를 가지고 그것을 향해 일하는 것이 중요하다고 생각한다. 직업이 무엇이든 우리는 모두 마감시한을 가지고 살고, 우리가 생각하는 '완벽한' 삶을 이루고자 엄청난 스트레스를 자신에게 주면서 산다. 당신 안에 부정적인 생각이 있어 부정적인 것을 갈망한다면 이것은 당신에게 부정적인 것을 가져올 것이다.

만약 이것이 우리를 몰아세우기 전에, 그것에 반응하기 전에 멈추게 할 수 있다면 이 세상이 얼마나 더 살기 좋아질까? 우리가 통제할 수 있는 유일한 것은 나 자신 뿐이라는 것을 일단 깨달으면, 이것으로 인해 완벽한 삶에 더 가깝게 되지 않을까?

긍정적인 생각의 중요성을 강조하는 단어와 선반에 붙여 놓은 유행어가 되어 버린 실천표어. 이런 것들은 자기계발 용어가 아니다.

육체에는 두 가지 병이 있다. 라이프스타일에서 오는 병과 유전적인 병이다. 병은 약으로 치료될 수 있다. 그러나 영구적인 해결책은 오직 요가 수련에서 찾을 수 있다는 입장을 나는 고수한다.

긍정은 행복하고 차분한 상태로 이끌어주고 몸과 마음의 짐을 덜어준다. 긍정적인 여성은 다른 원인들 중 암과 심장병과 심장마비로 인해 사망할 확률이 상당히 낮다. 낙관론과 육체적·정신적 웰빙에는 직접적인 연관성이 있다. 긍정적인 사람은 스트레스를 더 잘 다루기 때문에, 그들은 회복이 더 잘 되고 더 좋은 대처 방안을 가지고 있다.

우리를 긍정적이게 만드는 방법들이 많이 있다. 그리고 가장 분명한 것은 당신을 기쁨으로 채워줄 좋아하는 일을 하는 것이다. 사랑하는 것(사람)과 함께 하는 몇 시간, 악기연주, 글쓰기, 그림 그리기, 요리하기, 명상, 운동 또는 아쉬탕가 요가, 이 모든 것들이 더 긍정적인 시각을 갖고 생기를 되찾아 매일 반복되는 일상으로 되돌아 가기 위해 필요한 것들이다. 그러면 우울함과 불안감이 낮아지고, 신체가 건강해지면서 수명이 늘어나는 것을 보게 될 것이다.

당신의 머리 속에는 당신이 실패자라고 말하거나 당신을 두렵고 불안하게 만드는 목소리가 있다. 이것 때문에 행복을 희생하지 마라. 그것들은 뱀으로 가장한 로프일 뿐이다. 문제를 초래한 것과 똑같은 사고방식으로 문제를 대하지 마라.

인간관계가 우리를 행복하게 만드는 방법

1938년의 하버드(Harvard) 연구조사는 50세에 그들의 인간관계에 만족하는 사람들이 80세가 되어서 더 건강하다는 것을 발견했다. 이것은 사람들의 몇 십 년 후 상태에 대한 장기간의 실험이었다. 이 연구는 정신적, 육체적인 쇠퇴를 늦추게 하는 것은 돈이나 명예 대신 친밀하고 행복한 인간 관계라는 것을 발견했다. 인간관계는 당신에게 세상을 긍정적인 마음을 가지고 대할 수 있는 수단이 되어준다. 이것은 결국 고요한 공간에서 인생을 고찰하게 하고, 그리고 내적 평화의 공간에 접근하게 한다.

이것은 가족과 가지는 강한 유대감이고, 당신이 강하고 긍정적이고 정직하도록 가르치는 삼스카라(samskara)[94]이다. 아이들은 이 세상의 스폰지이고 미래다. 그러니 그들에게 좋은 예를 보여줘야 한다. 학교가 이 가르침을 전할 수 있다면 전체 이웃들과 도시들이 천천히 변할 것이다.

이런 에너지들을 모을 수 있는 가장 좋은 시간은 아침이다. 양치질도 하기 전에 긍정적인 생각으로 마음을 씻어라. 그러면 우리는 부정적인 생각을 멈출 수 있다. 이것이 저녁과 아침에 기도를 암송하거나 챈팅하는 것을 내가 추천하는 이유다.

가네샤(Ganesha)(장애물을 제거하는 자)는 우리의 침대 바로 앞에 있다. 그래서 그는 우리가 일어났을 때 가장 먼저 보는 존재다. 행복감을 가지고 일어나라, 그러지 않으면 당신의 하루 전체를 망칠 것이다. 당신이 갖지 않은 것에 대해 걱정하는 대신 사랑, 긍정, 만족감을 가지고 일어나라.

94 삼스카라 : 정신적 인상, 회상 또는 심리적 각인. 힌두 철학에서 삼스카라는 카르마 이론 발전의 기초

- 아침에 가장 먼저 긍정적인 마음이 들게 하라.
- 내면에서 만족감을 찾음으로써 당신 자신의 불안을 치유하라.
- 가족 내에서 정직할 것을 장려하고 아이들에게 공감과 정직함을 가지고 일하며 사는 방법을 가르쳐라.

에필로그

건강하게 오래 살기 위해 무엇을 하든지, 우리는 필연적인 죽음으로부터 도망칠 수 없다. 죽음을 준비하는 것은 어렵고 괴로운 일이다. 그리고 우리는 모두 주변 사람들과 사랑하는 사람들의 건강과 장수를 위해 기도를 한다. 그러나 내가 중요하다고 느끼고 있는 이것의 또 다른 중요한 측면이 있다. 우리는 두려워서 이 생각을 무시하려고 한다. 바로 죽음을 준비해야 한다는 생각이다. 우리 자신의 그리고 주변 사람들의 죽음을. 인도 신화에 의하면, 인생에는 네 단계가 있다. 그리고 우리는 이 단계들에 익숙해지면서 죽음을 준비할 수 있게 된다.

브라흐마차리야(Brahmacharya) : 이 단계는 발라쉬라마(Balashrama)를 포함하는데, 사춘기가 시작되기 전 14살 무렵부터 24살까지다. 이것은 교육을 받고 글과 만트라를 배우는 단계다. 브라마차리야는 또한 독신을 의미한다. 이 단계는 공부에 집중하고 더 나은 인간이 되기 위해 노력하는 때를 나타낸다.

그리하스타(Grihastha) : 이것은 가정을 시작하는 단계다. 이 단계에서 당신은 결혼을 하고, 아내와의 관계를 발전시킨다. 당신 인생에서 이 시기는 가정에 집중하는 시기다. 이 단계에서는 더 이상 섬처럼 살 수 없고, 당신 자신을 아이들과 배우자에게 헌신해야 한다. 당신은 모든 것을 함께 한다. 배우자와 같이 지내고 가족을 만든다. 결혼을 할 때, 당신은 삽타파디(saptapadi, 일곱 걸음)를 한다. 이것은 미래 배우자에게, 어려움이 닥쳐 올 때 서로 돕고 헌신 할 것을 약속하는 것이다. 이것이 가족을 이해하는 것이다. 이 단계는 25세부터 60세까지다.

많은 사두[95]들(sadhus)은 이 단계를 생략하고 아쉬람[96]으로 바로 들어간다. 가정을 갖기로 결정했다면 배우자와 친밀하게 지내고 이해심을 가져라. 아이들을 갖기로 결정했다면 아이들이 교육을 받고 학업에 충실하고 책임감 있는 시민이 되게 만드는 것이 당신의 책임이다.

바나프라스타(Vanaprastha) : 이 단계에서 당신은 주위로부터 분리되기 시작한다. 당신은 비즈니스의 주도권을 자식에게 넘겨준다. 당신은 더 영적이 된다. 이 단계에 사람들은 예배공간을 방문하기 시작한다. 그들은 철학 책을 읽기 시작한다. 당신은 육체를 떠나는 것을 지향한다. 이 단계에서 당신은 돈을 지나치게 벌고 싶어하지 않으며, 타인의 인정을 원하지 않는다.

당신은 물질적인 집착에서 벗어나려고 한다. 당신은 아파리그라하

95 사두 : (힌두교에서, 특히 은둔해 사는) 성자
96 아쉬람 : 힌두교도들이 수행하며 거주하는 곳

(aparigraha), 무소유와 탐욕 없음의 힌두적인 미덕, 수련을 시작한다.

산야사(Sanyasa) : 당신이 75세 정도 되는 이 단계에서 당신은 몸과 가족을 떠날 준비를 한다. 이것을 지향하면서 세속적인 끈을 끊고, 더 이상 어떤 사람과도 어떤 물질 소유에도 집착하지 않는다.

끝이 올 때 당신은 몸에서 부드럽게 떠날 것을 원할 것이다. 당신의 생명은 당신의 몸으로부터 부드럽게 떠날 것이다. 오직 그렇게 된 후에야 당신은 모크샤[97](moksha)를 얻을 것이다.

97 모크샤 : (불교·힌두교) 해탈(解脫), 열반(涅槃)

감사의 말

나는 나의 아내에게 깊은 감사의 말을 전하고 싶다. 그녀의 도움이 없이는 이런 미친 스케줄 속에서 가르치는 일을 할 수 없을 것이다.

그리고 나의 아이들. 이들은 나의 집에 기쁨과 사랑을 채우는 존재들이다.

나를 키워주시고 요가를 사랑하도록 가르쳐주신 나의 할머니와 어머니

그리고 매일 새로운 무언가를 가르쳐주는 나의 학생들에게 감사의 말을 전한다.

저자 소개

샤랏 조이스(Sharath Jois)는 요가를 서양에 널리 알린 위대한 아쉬탕가 마스터 파타비 조이스(K. Pattabhi Jois)의 손자이자 학생이다. 전 세계에서 수 천 명의 학생들이 샤랏에게서 요가를 배우기 위해 찾아온다. 샤랏은 아쉬탕가요가원의 책임자이며, 아쉬탕가요가 시스템의 여섯 시리즈 전체를 배우고 수련을 이어가는 파타비 조이스의 유일한 계승자다.

이샤 싱 소히니(Isha Singh Sawheny)는 공동 저자로서, 고양이들과 남편과 함께 뉴델리에서 살고 있다. 단편 소설을 쓰지 않을 때는 콤부차(kombucha) 티를 만들거나 아쉬탕가 수련을 하고 있는 그녀를 볼 수 있을 것이다.

에이지레스 Ageless
나이 들지 않는 요가의 비밀

2019년 12월 26일 초판 인쇄
2020년 1월 2일 초판 발행
2020년 2월 17일 2쇄 발행
지은이 : 샤랏 조이스(R. Sharath Jois)
이샤 싱 소히니(Isha Singh Sawhney) 공저
번역 : 유신
발행인 신동설

발행처 청미디어
신고번호 : 제2015-000023호 신고연월일 : 2001.8.1
주소 : 서울시 동대문구 천호대로83길 61, 5층(화성빌딩)
전화 : (02)496-0154~5 팩스 : (02)496-0156
E-mail : sds1557@hanmail.net

편집 : 신재은
디자인 : 박정미

정가 : 14,000원
*잘못된 책은 교환하여 드립니다.

이 도서의 국립중앙도서관 출판예정도서목록(CIP)은 서지정보유통지원시스템 홈페이지(http://seoji.nl.go.kr)와 국가자료종합목록 구축시스템(http://kolis-net.nl.go.kr)에서 이용하실 수 있습니다. (CIP제어번호 : CIP2019052307)